Meus filhos me deixam louca

Direção editorial: Lidia María Riba
Direção de arte: Trini Vergara - Paula Fernández
Tradução: Sandra Martha Dolinsky
Preparação: Camila Bogéa
Revisão: Tereza Gouveia
Colaboração editorial: Fabrício Valério
Design: María Inés Linares (sobre maquete de Raúl Bruno)
Arte: Dora Murano

www.livropresente.com

Rua José Felix de Oliveira, 1205
CEP 06708-645 - Granja Viana - Cotia - SP
Tel./Fax: (55 11) 4612-2866
e-mail: editoras@livropresente.com

ISBN 978-85-7683-223-2

Impressão e acabamento: Geográfica e Editora Ltda.
Printed in Brazil

Dados Internacionais de Catalogação na Publicação (CIP)
(Câmara Brasileira do Livro, SP, Brasil)

Stamateas, Alejandra
Meus filhos me deixam louca : como ajudar meus filhos a ser felizes
Alejandra Stamateas; [tradução Sandra Martha Dolinsky].
São Paulo: V&R Editoras, 2009.

Título original: Mis hijos me vuelvem loca: cómo ayudar a mis hijos a ser felizes
ISBN 978-85-7683-223-2

1. Amor materno 2. Crianças - Criação 3. Mães - Psicologia 4. Mães e filhos
5. Relações familiares I. Título.

09-08517 CDD-649.1

Índices para catálogo sistemático:
1. Mães e filhos : Relações familiares : Vida familiar 649.1

Alejandra Stamateas

Meus filhos me deixam louca

Como ajudar meus filhos a ser felizes

V&R Editoras

Introdução

Quase todas nós, mulheres, em algum momento da vida, nos apaixonamos, mais que por um homem, pela ideia e pelo sonho de formar uma família feliz, no estilo propaganda de margarina: filhos, uma mesa grande, cachorro e um marido eternamente apaixonado.

Talvez você tenha sonhado em ter uma família parecida a de seus pais ou avós, ou talvez tenha desejado que nenhum dos dois modelos se repetisse em sua história.

Hoje, essas expectativas ideais veem-se difusas e inalcançáveis, não só por essas crenças que invadem dia a dia a estrutura familiar (na forma de mensagens, modas, costumes, horários e hábitos), mas também por cada emoção ferida que não foi curada antes e que acaba afetando a família que você pensou em formar no futuro.

Uma família é o resultado de um modo de funcionamento e de uma estrutura de pensamento adquirida por cada integrante, seja positiva ou negativa, dentro da qual cada um de seus membros contribuirá com fraquezas e qualidades.

Este livro ajudará você a se descobrir e a entender o que acontece em seu núcleo familiar para que, depois, possa modificar e restaurar o que for necessário, vivendo plenamente com a família que tem hoje.

Vamos começar olhando para dentro, vendo nossas condutas, nossos hábitos. Vamos descobrir que tipo de mães somos, o que incorporamos das nossas mães, das famílias a que pertencemos e desse modelo que tantas vezes prometemos que não repetiríamos, desse papel que sempre criticamos, mas que, hoje, talvez continuemos reproduzindo sem perceber.

Ao tomar consciência dos vínculos interpessoais que vem formando, você vai poder mudar tradições, costumes ou atitudes que não trazem o bem-estar nem a felicidade que sonhava para sua própria vida e para todos os seus.

Pode ser que nenhum dos exemplos deste livro reflita exatamente o seu caso, mas é importante meditar sobre a família que estamos formando e como influenciamos a vida de nossos filhos.

Às vezes ouvimos algumas mães que dizem: "*Eu nunca tenho problemas com minha filha*"; "*Meus filhos me adoram*". Será mesmo verdade ou estamos diante de um paradigma estabelecido que nos diz que os filhos sempre amam os pais e que estes sempre velam pela vida e o futuro deles?

Essa regra funciona realmente em todos os casos? Se os conflitos podem surgir em qualquer tipo de relação interpessoal, o que nos faz pensar que a dupla mãe-filho seja perfeita?

Assuntos pendentes, conversas inconclusas, emoções não sanadas, palavras e sentimentos não expressos no momento oportuno... coisas que guardamos ou escondemos, pensando que o tempo tudo perdoa e tudo apaga. Mas essa crença é errada: o tempo não cura aquilo que não foi resolvido nem sanado, só esconde e, no momento menos esperado, o sentimento explode com angústia e frustração.

Há muito caminho pela frente. Nunca é tarde para as relações filiais quando se está disposta a mudar e a amar o próximo como ele gostaria de ser amado. Muitas palavras devem ser ditas... muitos abraços estão esperando para ser dados... Não fiquemos adormecidas na dor, não vivamos nela.

"*O amor tudo pode, tudo suporta... tudo espera*", diz São Paulo. Mas não existe uma escola da vida com uma matéria chamada: "Como ser uma boa mãe e não morrer tentando". A realidade é que, dia a dia, aprendemos com nossos filhos. Aprendemos a ser mães desde o exato momento em que nosso bebê precisa de alimento, quando chora e não entendemos por quê, quando dá o primeiro passo, quando aprende a falar mamãe ou papai, quando leva o primeiro tombo ou quando chega da escola com as primeiras notas, boas ou ruins.

Ninguém nos ensina nada disso, mas existe sim algo que vem de dentro: o amor que temos em nós e que nos fará dar o melhor que tivermos; o que não significa que não possamos errar.

Você tem um potencial, como mulher e como mãe, que precisa revelar para perceber que aquela situação que parecia ser a última e a pior que podia atravessar pode começar a mudar hoje.

Ouça sua voz interior, liberte-se daqueles que lhe disseram como ser a melhor mãe do mundo, dê-se a possibilidade de modificar o que não funciona e de aprender constantemente junto a seus filhos.

Agir com liberdade nos permitirá estar em paz conosco e com nossa família...

SUCESSO! Este é o meu desejo, de mãe para mãe!

I

Filhos mais velhos, filhos do meio, filhos caçulas... cada um com seu manual

1. Mãe: nascemos ou aprendemos a ser?

Como dissemos, a maioria das mulheres sente, como a Susanita (personagem dos quadrinhos da *Mafalda*), o desejo de se casar, ter filhos e formar uma família. É verdade que ser mãe é uma das melhores coisas que pode acontecer conosco, mas não a única com que podemos sonhar.

Em nossa cultura ainda existe o mito segundo o qual todas as mulheres nasceram para conceber. E nossa formação foi orientada de acordo com essa tradição.

Quando você tinha quinze anos, suas tias, primas e amigas perguntavam quando arranjaria um namorado; depois, perguntavam a data do casamento, e mal chegada da lua-de-mel, já queriam saber quando viria o bebê.

A preocupação não era saber se você terminaria a faculdade, se exerceria sua profissão ou se continuaria trabalhando nos sonhos e nas metas que havia traçado. Assim você foi crescendo, com essas crenças e determinações fixas em sua mente e em seu coração. Não importava se era feliz ou não, se questionava o que realmente queria para sua vida ou se aceitava as regras sociais imposta por outros.

Segundo essas crenças, a missão de uma mulher é ter filhos, ser uma boa esposa e cuidar das crianças. O que nunca contaram é o que acontece depois que os filhos crescem e ela sente que não fez nada com a própria vida, porque não a viveu como havia sonhado, e sim como disseram que devia viver.

Levando em conta tudo isso, o que acontece com as mulheres que tentam e esperam a tão sonhada gravidez, e o filho não chega? Ou com aquelas que, por decisão própria, decidem não seguir uma imposição social arraigada em nossa tradição?

O projeto de vida de cada mulher é único, como uma impressão digital. Atualmente, muitas conseguem vencer o preconceito do meio em que vivem e levam uma vida sem conflitos, satisfeitas consigo mesmas.

Nosso propósito estará impregnado pelos sonhos e desafios que nos atrevermos a enfrentar.

Porém, isso não é o que acontece com outros milhares de mulheres, que diariamente mergulham em profundas crises e depressões por tentar se adaptar ao status social estabelecido e, na luta por se sentirem amadas, se veem simplesmente mendigando companhia, só para acabar com a agonia da solidão e com o peso da falta de um companheiro.

Outro caso é o daquelas que buscam ou provocam uma gravidez não porque um filho seja o resultado de um projeto do casal, mas porque nessa decisão esperam encontrar a saída para a solidão ou a crise conjugal.

De uma maneira ou de outra, seja porque uma mulher deseja ser mãe, de coração, assim como seu parceiro, seja porque cumpre um suposto desígnio feminino, todas as mulheres começam a se preparar para esse momento.

2. Quando os filhos chegam

Com a chegada de um filho, tudo, absolutamente tudo, muda na vida de uma mulher: um novo ser chega ao lar e precisa de espaço, tempo, dedicação. Sem que você perceba, mesmo antes da chegada dele, surgirão centenas de dúvidas. Felizmente, você conta com nove meses para imaginar com quem ele vai se parecer, a cor dos olhos e o que fará quando crescer...

Nove meses de espera, ou mais, talvez, para as que decidem pela adoção para concretizar seu projeto de família. Em ambos os casos, haverá tempo para pensar sobre como será esse bebê e como você será como mãe.

Sentimentos contraditórios: medo, dúvidas, alegria, ansiedade e, acima de tudo, muito amor. Um novo ser com identidade própria, nome próprio, se somará a você e ao seu companheiro, e caberá aos dois, juntos, construírem com o filho uma nova história.

Esse primeiro bebê receberá todo o amor, mas sobre ele também recairão todas as expectativas. O primeiro filho é considerado um reflexo dos pais e é constantemente estimulado a se destacar. Esse novo integrante arcará, em muitos casos, com a exigência da perfeição e com o castigo pelos erros. Terá de se preparar para a possível chegada de irmãos e deverá ser o "exemplo".

Vejamos as palavras de Florencia, a mais velha de três irmãos:

> *...Por ser a mais velha, tive a responsabilidade de me destacar em tudo, de ser o exemplo. De certa maneira, devia cuidar dos meus irmãos e sentia ciúme quando sabia que mais um estava a caminho. Sentia que meus pais exigiam muito mais de mim do que deles, mas, na realidade, eles nunca fizeram isso; essa era uma necessidade minha de querer ser a melhor, sempre. Sabia que tinha de corresponder às expectativas da família, mas sinto que nunca consegui. Sou*

> *a única dos meus três irmãos que sempre fez tudo sozinha; nunca fui reconhecida, meu esforço nunca foi suficiente. Sinto que sou companheira dos meus dois irmãos, mas não faço parte do vínculo deles. Meus pais sempre preferiram o mais novo. Até hoje, ele já casado, continua sendo o protegido. E eu continuo sendo exigente comigo mesma.*

Sem perceber, esses pais formaram uma pessoa perfeccionista, que se compromete além das próprias possibilidades, e que, por essa mesma criação, tem dificuldade de dizer "não" (pois "ninguém poderá fazer as coisas como ela"), sem perceber que essa autoexigência só trará angústia e sofrimento.

E quando pensamos que já aprendemos a ser mãe, chega o segundo filho, que passará a ser o caçula da família.

Em geral, esse filho costuma ser mais otimista e espera receber ajuda sem ter de pedi-la. Sua frase preferida é: "*Eu preciso de ajuda porque sou o mais novo e todos devem fazer as minhas vontades*". Faz carinha de perdido e tem o que quer sem precisar fazer grandes esforços.

Não fica tanto de castigo porque "é o mais novo", ao passo que o mais velho recebe exigências como: "Tem de compreender, você é o maior..." Frases e lugares comuns que, em muitas situações, geram ciúme e competição entre irmãos.

Dessa maneira, o mais novo crescerá até se encontrar com a novidade de que não será mais o pequeno mimado da família, pois outro irmão chegará para ocupar seu lugar.

Palavras de Gonzalo:

> *...Tenho de confessar que ser o caçula é muito bom, todos nos protegem e ajudam. Não precisa pedir nada porque todos estão atrás de você. Quando estávamos na escola, meu irmão me defendia e minha irmã mais velha cuidava de mim. Na maioria das vezes eles assumiam as consequências*

das minhas travessuras. Acho que sempre fui o preferido da mamãe e adoro, ainda hoje, ser o filho mais novo.

Quando você já é mãe de três filhos, sua família precisa se adaptar novamente. Um filho mais novo, como Gonzalo, pode ser indisciplinado em sua vida pessoal, postergar as decisões, chegar tarde aos compromissos, manipular as emoções dos outros e culpar os irmãos pelo que ele faz.

Mas, nessa nova ordem, o pequeno passa a ser o filho do meio, o que provocará notáveis mudanças em seu comportamento e o transformará no mais difícil de definir. Em sua nova realidade, ele pode pensar que a vida é injusta, às vezes pode se sentir ignorado (porque em geral perguntava tudo ao irmão mais velho, o que sabe tudo). Ele já não é o mais paparicado, e sim o menor, o queridinho da família.

Por isso vai querer ser diferente dos outros dois irmãos, porque "quer ser único", não quer ser apenas o filho do meio.

Emiliano, um "filho do meio", diz:

> *...Você tem a referência de um irmão mais velho e de um irmão mais novo, avalia a autoexigência do maior e as demandas do menor.*
>
> *Eu me comparava muito com os dois e, às vezes, parecia o mediador entre meus pais e meus irmãos. Sentia ciúme do pequeno porque era o preferido da minha mãe. Meu papel e meu lugar na casa não estavam definidos: eu era exigido, como o mais velho, mas o caçula era mais querido. Achava que devia sempre me sobressair porque ninguém prestava atenção em mim. Apesar de sempre ter me destacado pela minha capacidade, tinha de me esforçar mais do que os outros, superar o mais velho e tentar conquistar o amor que davam ao mais novo.*

Esse filho "do meio" às vezes se transforma no colchão onde a família descansa. Será a ponte entre os irmãos e rapidamente aprenderá o hábito da negociação e do acordo para conseguir tudo que se propuser em qualquer área da vida.

Analisamos as características mais comuns nos filhos mais velhos, nos do meio e nos caçulas. Mas o que acontece com os filhos únicos?

Não há nada melhor e, ao mesmo tempo, pior que ser filho único.

Antonella, 17 anos, filha única:

> *Quando era pequena, eu teria gostado de ter irmãos... Mas o bom é que nunca tive de brigar pelo amor dos meus pais; sempre me senti tranquila com isso e fui feliz. Agora já me acostumei e, na verdade, não quero ter irmãos. O único medo que me dá por ser filha única é pensar que, no futuro, quando meus pais forem idosos, não terei com quem dividir a responsabilidade de cuidar deles.*

Esse filho nunca terá que defender sua posição, pois sempre será o favorito dos pais. Terá seu lugar garantido na família. Ao mesmo tempo, será o alvo de todas as expectativas, inclusive das metas que seus pais não conseguiram alcançar. Por outro lado, é possível que esse filho não goste de ser criticado nem questionado por ninguém.

Como passou muito mais tempo com adultos, tem habilidades verbais desenvolvidas, mas pode ter dificuldades de interação com outras crianças da sua idade. Poderíamos dizer que a flexibilidade não é a melhor virtude dos filhos únicos.

Em alguns casos, terá dificuldades de demonstrar as emoções ou dizer o que pensa, por medo de decepcionar a família, o que muitas vezes o levará a se sentir culpado.

Para ele, pode ser muito difícil perdoar os outros e a si mesmo, e aquilo que para as pessoas comuns é um problema sem importância, pode ser um caos para o filho único e seus pais. Nesses casos, como mães, teremos de enfrentar seus ciúmes, caprichos, brigas, angústias e descontentamento com quase tudo.

Não importa quantos filhos tenhamos, a vida da família dependerá do que nós, como pais, fizermos e transmitirmos.

> **Quando aprender a tirar proveito da diversidade familiar, poderá desfrutar das diferenças dos seus filhos.**

Famílias tradicionais, famílias em que há apenas o pai ou a mãe, famílias com um único filho, todas elas têm o compromisso de dar vida a seres livres e independentes, capazes de decidir e escolher, no futuro, seu próprio projeto de vida.

Precisamos dar liberdade aos nossos filhos para que alcancem as metas que eles mesmos determinarem. Só assim estarão prontos para enfrentar cada risco e desafio que encontrarem.

Elogie-os, valorize seus sentimentos, reforce sua autoestima, celebre cada conquista. Lembre que cada palavra que disser sobre eles reforçará o vínculo de pertencimento a essa família que você decidiu formar.

Ensine-os a reconhecer seus próprios valores, seu potencial, seus dons e, acima de tudo, respeite-os.

Quando aprender a tirar proveito da diversidade familiar, poderá aproveitar as diferenças dos seus filhos. Já terá compreendido que não são iguais, que cada um contribui e dá o melhor de si mesmo. São o presente que a vida lhe deu.

Entretanto, apesar dessas enriquecedoras diversidades, alguns pais preferem usar os mesmos métodos com todos os filhos e tratá-los indistintamente: se compram um brinquedo ou roupa para um, terão de comprar também para os outros. Fazem isso como uma maneira de ser justos com todos, independentemente da ordem em que chegaram à família, para que nenhum se sinta discriminado ou preferido.

Como mãe, você pode usar a sabedoria que possui para ser a guia dos filhos, sem catalogá-los, sem pôr rótulos. Às vezes, será difícil deixá-los escolher o que quiserem, mas o verdadeiro amor não aprisiona.

Seus filhos poderão ir embora, seguir um caminho que talvez não seja o que você escolheu para eles, mas emoções, sentimentos, palavras, hábitos e atitudes que houver semeado os acompanharão aonde forem.

Sua atitude fará que tudo de bom que transmitir a seus filhos seja assimilado e, como consequência, eles saberão decidir em cada momento.

Há fatores mais confiáveis para entender as razões pelas quais uma pessoa torna-se aquilo que é. Antes de fazer qualquer afirmação sobre alguém, é melhor conhecer um pouco dos pais a saber a ordem em que chegou à família.

Recordemos o começo deste capítulo. Não existe uma escola para pais que explique como ser mãe de primeira viagem, mãe de filho único, de filhos adotivos, de segundos ou terceiros filhos. Mas se existe algo que você pode aprender é a ouvi-los. Quanto puder prestar atenção em cada palavra, em cada emoção que estão vivendo, quando souber o que os faz sofrer, suas alegrias e conquistas, reforçará seu vínculo com eles.

Numa conversa, num gesto silencioso, nas idas e vindas, ao tentar de novo poderá ouvi-los, compartilhar e, ao mesmo tempo, dar a eles o melhor de si.

II

Diga-me como você é e lhe direi que filhos tem

1. Bendito estresse!

Algumas mulheres assumiram e aceitaram a responsabilidade de ser a "mãe da casa", cuidar de todos e de tudo. Portanto, como não sabem dizer não, vivem sempre estressadas.

Estresse é um termo que veio da Física e está relacionado aos estímulos que recebemos. Receber esses estímulos não é ruim, mas quando se somam e vêm em excesso, podem ser perturbadores. Se depois de uma situação estressante enfrentamos imediatamente outra e mais outra, ficamos irritadas e nos sentimos esgotadas com toda a responsabilidade que pesa sobre nós.

Nesses momentos você pode se angustiar por sentir que não é capaz de atender às demandas dos filhos, às suas próprias necessidades, e ainda de cuidar da casa e de todas as obrigações.

Preparar o café da manhã para todos, ir ao supermercado, pagar as contas de luz, telefone e tantas outras, limpar a casa, levar o cachorro para passear, marcar consulta com o dentista porque o marido está com dor de dente... A lista de responsabilidades continua, e parece não ter fim se somarmos seu trabalho fora de casa.

Chega o momento em que irremediavelmente essa "supermãe" percebe que não é super, e que, simplesmente, quer ser uma mulher como outra qualquer, querida e merecedora de receber ajuda do marido e dos filhos.

Quando percebe que a ajuda não chega, o estresse e a insatisfação tomam conta de todas as suas emoções e do seu humor.

Pois bem, neste ponto seria importante fazermos uma pergunta: nós, mães, costumamos pedir ajuda ou fazemos o resto da família acreditar que sempre podemos com tudo?

As reclamações cansam e desgastam tanto quem reclama quanto quem é motivo de reclamação.

Na maioria das vezes, as mães choram e sofrem em silêncio. E por trás das palavras não ditas estão queixas e angústia. Muitas mulheres preferem se lamentar em segredo e, no momento certo, "cobrar" os outros, mostrando todo o mal-estar que estão sofrendo.

Nesse acúmulo de sentimentos reprimidos surgem listas intermináveis de censuras que deixam todos a sua volta atônitos e surpresos. Nunca teriam imaginado o que estava acontecendo com essa mãe que sempre podia com tudo.

Não falar no momento certo nos transforma, com o tempo, em mulheres reclamonas, pois agimos e nos relacionamos com os outros por meio de reclamações, e assim, lentamente, entramos em um círculo vicioso que parece não ter saída: eu me queixo, alguém me ouve, mas não procura uma solução e não faz nada; queixo-me de novo, tornam a me ouvir, acostumam-se com as minhas reclamações e, como já estão acostumados, ninguém dá atenção a meu pedido.

Nossos filhos já não querem nos ouvir, sabem que sempre temos uma reclamação pronta para fazer e procuram nos evitar. Não percebemos que, dessa forma, nosso mundo e nossos relacionamentos vão ficando pequenos.

Alguma vez você já pensou no que ganha reclamando? Com certeza tudo, menos o que espera. Por outro lado, na medida em que transformarmos as queixas em ações concretas, nosso interior e tudo a nossa volta começará a mudar.

Como primeiro passo, é preciso se acostumar a falar. E gritar não é falar...

Você pode gritar a plenos pulmões: "*Este quarto está uma bagunça. Arrume-o agora mesmo!*" ou dizer: "*Quem pode me ajudar a arrumá-lo?*" Faça com que as exigências não sejam as únicas palavras a sair de sua boca. Desse modo, a raiva, o desgosto e a frustração não controlarão as suas emoções nem dominarão seu humor.

Falar na hora certa gera saúde física e mental. Expressar as suas vontades traz bem-estar ao corpo e à alma. Não espere que seus filhos adivinhem suas necessidades; comece a usar a palavra, a comunicação. À medida que conseguir ser uma mãe capaz de impor limites quando necessário, mas que, passada essa situação, desfruta com eles uma boa conversa, a relação será totalmente diferente.

Se precisar de ajuda, peça; não exija com subentendidos ou suposições. Se quiser receber palavras de estímulo ou um abraço, tome a iniciativa, e receberá milhares em troca.

Proponha, sugira, peça ajuda ou pergunte a eles como acham que poderiam resolver o que está acontecendo. Estabeleçam diretrizes, metas e, por que não, responsabilidades. Troque a queixa e o desgosto por opções e novas alternativas. Como mães, devemos dar o primeiro passo.

Você sabe que está semeando em boa terra: são sua semente, são seus filhos...

Ser a mãe sacrificada, superprotetora, cheia de culpas ou obsessiva não ajudará a criar filhos saudáveis e livres. Quando estiver em paz consigo mesma, poderá levar essa paz a sua relação com eles.

Haverá momentos em que terá de enfrentar seus medos, seus defeitos, suas dúvidas e superar esse estresse cotidiano que a obriga a ser a melhor mãe e a melhor mulher.

A busca da perfeição afeta o humor, o que nos faz sentir muito mais vulneráveis e suscetíveis que o normal. Olhamos para nossa família e a sentimos cada vez mais distante daquela da propaganda de margarina. Com essa visão, vamos nos censurar e exigir cada vez mais, desgastando diariamente não só nosso corpo, como também nossas emoções e sentimentos.

Devemos perceber os padrões de conduta que temos repetido. Parar para pensar em nossos excessos nos fará valorizar o que fazemos bem; então, poderemos estar orgulhosas de nossas ações.

Essa autoanálise trará a mudança que beneficiará, em primeiro lugar, você e depois os seus filhos.

Agora, pensemos juntas no modelo de mãe em que nos transformamos, para, assim, decidirmos se queremos continuar dessa mesma maneira ou se preferimos mudar velhos hábitos, melhorando a vida de todos.

2. Defina-se como mãe

Em todos os vínculos humanos existem diferentes formas de nos relacionarmos, diferentes tipos de casal, de grupo e, também, de mãe. Meu intuito é que, ao final deste capítulo, você possa saber com que tipo de mãe se identifica, e que a partir daí, se reafirme ou defina as mudanças que deve implantar para que a relação mãe-filho melhore e ambos possam sentir que estão crescendo e avançando.

As seguintes classificações não devem servir para você se culpar, nem para que se sinta mal; e nem devem deixá-la angustiada. Ao contrário, quero desafiá-la a sair de situações que a jogam para baixo, fornecendo as ferramentas necessárias para isso.

Nem tudo está perdido; você ainda pode reverter qualquer tipo de conflito. Não pare na metade do caminho. Se acreditar que a relação com seus filhos pode mudar, será possível. As mudanças acontecem quando nós determinamos. Desafie seu esquema de vida!

Analisemos alguns típicos papéis de mães que comumente observamos.

A mãe sacrificada

Em geral, sua frase favorita é: "*Tem ideia do que deixei de lado para criar você? Dedico a um filho os melhores anos da minha vida!*"

Essas mães, quando seus filhos batem asas, começam a sentir o vazio pessoal de não terem se projetado como mulher e terem dedicado a vida apenas à maternidade.

Descobrem que, se tivessem investido nelas mesmas, hoje seriam advogadas, artistas, cientistas, e então, quando "percebem" o que não fizeram, são tomadas pela frustração e pela angústia, e jogam nos filhos a dor e a carência não resolvida.

Nesses casos, é mais fácil ser a vítima a admitir que as próprias escolhas não atenderam às expectativas que se tinha da vida.

Para nos fortalecermos e transformarmos essa realidade, precisamos responder às seguintes perguntas: O que quero de agora em diante? O que realmente sonho para minha vida? Qual é meu objetivo? Como o alcançarei?

Novas metas e desafios vão ajudá-la a conquistar o que jamais imaginou.

Comece curando emoções feridas, frustrações que hoje pesam em sua vida, e cuide de você, dos seus sonhos, do que um dia planejou ser.

Dedique tempo a você. Sempre será possível recomeçar; se você está lendo este livro, tem capacidade para isso. Se acha que já perdeu todas as oportunidades, lembre que nunca é tarde para mudar. A primeira mudança tem de acontecer na sua mente. Acabe de uma vez com a mentalidade de pessoa eternamente sacrificada, que se esquece de viver, e tenha uma atitude de aceitação.

Regue sua autoestima e considere-a um tesouro, um direito irrenunciável. A autoestima não se negocia, não se dá de presente, ela é a sua essência, a força e a energia que vão sustentá-la no caminho dos seus sonhos.

Se houver pensamentos limitadores, preconceitos obsoletos, palavras desanimadoras que bloqueiam seu potencial, desfaça-se de todos eles; não deixe que tenham autoridade sobre sua vida.

O controle do seu presente e do seu futuro está em suas mãos.

A mãe que grita

Grita o tempo todo e por tudo. Chama e briga com os filhos com gritos, porque se acostumou a agir assim. É provável que esse seja o padrão de conduta com o qual viveu e que incorporou de sua família de origem quando era criança.

Seu lema parece ser: "*Grito, logo existo*". Acha que se gritar será ouvida.

Lá no fundo, esta mãe quer ser entendida e confunde "ouvir" com "entender".

Uma palavra de estímulo ou de consolo conquistará o coração de seu filho.

Com esse comportamento, a mãe que grita não consegue nada. Ao contrário: a raiva contida a impede de perceber que cada palavra carregada de ira e mal-estar é como uma bala que pode ferir. E até matar.

Há um provérbio que diz: "A língua benigna é árvore de vida, mas a língua perversa deprime o espírito".

Como cada palavra tem significado, elas acabam estimulando fatos e situações muitas vezes não pretendidos.

A linguagem tem o poder de gerar respostas negativas ou positivas. Uma única palavra mal colocada, fora de hora, inoportuna ou aos gritos, pode fazer com que seu filho se sinta intimidado, envergonhado, temeroso. Mas se você a transformar em uma palavra de incentivo, de ânimo e consolo, conseguirá as melhores respostas e com certeza tocará seu coração. Você não será mais a mãe chata e, ao mudar o jeito de falar, a relação mãe-filho vai melhorar notavelmente.

Procure uma estratégia para ganhar o coração da família, sem gritar. Libere esse poder que existe em você, abandone os gritos e expressões duras que só prejudicam o vínculo familiar. Você vai experimentar novas emoções, que antes pareciam impossíveis. Substitua o tom autoritário, controlador e exigente por outro mais delicado. Chame cada um pelo nome, o nome que você escolheu para eles; lembre-se dos momentos em que os punha para dormir em seus braços e observe-se agora; volte a embalá-los com palavras doces, que tragam a segurança que esperam de você. Provoque a mudança! Uma palavra dita com amor afirmará sua autoridade e reforçará o vínculo materno, que talvez esteja escondido, adormecido, e espera ser acordado...

A mãe que culpa

Existe aquela mãe que ninguém pode agradar: nada nem ninguém consegue deixá-la satisfeita. Sua frase preferida é: "*Por sua culpa!*", "*Por sua culpa acontece isto, por sua culpa discuti com seu pai*".

Todos os outros são culpados pelos seus problemas, menos ela mesma. Tudo a ofende. Conviver com ela sem decepcioná-la é quase impossível. O filho pode voltar feliz do colégio com um "7" na prova, mas ela vai dizer: "*Devia ter tirado um 10!*"

Muitas vezes, o problema é que essa mãe não sabe o que quer de si mesma nem pode saber o que espera dos outros. Seu estado é de eterna infelicidade. Além disso, ela faz questão de transmitir sua amargura ao resto da família e, infelizmente, acaba criando vínculos negativos.

Tudo para ela é um *Deus nos acuda*, tudo é perigoso, está sempre preocupada e, na maioria dos casos, são os filhos os culpados por todas as crises e dificuldades pelas quais é obrigada a passar.

Ou está reclamando de dor nas costas porque passou uma tonelada de roupa dos filhos, ou está triste porque os mais velhos não a levaram para passear; tem enxaqueca porque gritam e fica chateada porque no dia do aniversário não ganhou o carinho nem o presente que esperava. Quando fica deprimida, é por culpa do filho que não ouviu os seus conselhos "tão úteis..." e assim passam-se os dias e a vida. Sua dor é sempre mais forte que a do resto da família; a angústia dos outros nem se compara a sua, porque, claro, ninguém pode sofrer nem entender a dor de uma mãe.

Talvez a causa de tanto sofrimento seja a culpa, que esteve presente durante a maior parte da sua vida. Ao se culpar por todas as coisas ruins que aconteceram, a única coisa que vai conseguir é ofuscar o que aconteceu de bom, negando-se o direito de errar.

Se este é o seu caso, fique atenta! Sem perceber, você sobrecarrega os outros com culpas, porque não conseguiu aquilo que esperava, e os priva, assim, de uma nova oportunidade. Reconhecer os seus limites é o primeiro passo para aprender a superar as crises.

Albert Dunning dizia: *"As grandes oportunidades chegam para todos, mas muitos não sabem que as encontraram. A melhor preparação para aproveitá-las é observar o que cada dia nos traz".*

Uma mulher muito parecida à mãe que culpa em suas atitudes é a "mãe hipercrítica", uma variação um pouco mais obsessiva em todas as suas observações, ordens e exigências.

Uma mãe que culpa sempre fará com que as conversas retornem ao tema mais fascinante do universo: ela e suas lamúrias. Por outro lado, a mãe hipercrítica é a que culpa os filhos, mas sabe dar um humilde passo para o lado para ver como conseguem desenvolver a habilidade de estragar tudo.

Para os filhos, é muito mais difícil agradar esse tipo de mãe, que está sempre apontando os erros e os fracassos de cada um, por não terem dado ouvidos aos seus sábios conselhos. Essa mulher talvez nunca tenha sido valorizada pelos próprios pais ou por algum referencial importante na infância e, sem perceber, repete os mesmos esquemas com a própria família.

Nunca ninguém vai ouvi-la dizer: "*Parabéns, filha!*" ou "*Você caprichou, hein!*" ou ainda "*Pelo menos você tentou*".

É muito provável que essa mãe não possa dizer essas palavras de incentivo e sabedoria porque nunca as escutou.

Todos nós, seres humanos, queremos ser reconhecidos. Isso nos faz sentir importantes e nos dá força e motivação para continuar, apesar dos erros. Nosso alicerce emocional é consolidado quando escutamos: "*Eu conheço o seu potencial*", "*Não importa se errou, eu continuo confiando em você*", "*Nada nem ninguém poderá destruir o amor que existe entre nós*". Este é o reconhecimento de que precisamos desde o primeiro choro. Nós também devemos dar esse colo às pessoas que fazem parte de nossa vida.

Se, como mãe, até agora você não fez isso por medo do ridículo, da rejeição ou porque nunca ninguém fez isso por você, por que não começar agora? A idade dos filhos não importa. Eles sempre darão as boas-vindas às palavras de estímulos, palavras que nos ajudam a seguir com confiança no caminho diário da vida. Quando fizer isso, tenho certeza de que começarão a reconhecer tudo o que fez e tem feito por eles.

A mãe indiferente

Podemos dizer que esta mulher não se programou para ter filhos, nem pensava muito no assunto. O resultado é que em primeiro lugar estão as próprias necessidades, suas conquistas, o próprio sucesso.

Ela tem muitos projetos e objetivos, mas como nunca esteve em seus planos a ideia de ser mãe, quando se dá conta, tenta negar momentaneamente esse fato. Sem perceber, essa mãe está prejudicando a relação com o filho.

Ele crescerá sem um vínculo maternal sólido. Sentirá falta de incentivo e estímulo, porque chegou inesperadamente à vida dos pais e interrompeu seus planos e suas metas.

Muitas dessas mães matriculam os filhos em diversas atividades: aula de desenho, inglês, piano, esportes etc. e assim não precisam encarar a responsabilidade de dedicar-lhes tempo.

Se você se identifica com esse estilo, talvez seja porque na infância foi tratada da mesma maneira; talvez sua mãe nunca tenha tido tempo para brincar com você, não a acompanhava aos eventos escolares ou não a abraçava tanto quanto você gostaria...

E, mesmo assim, achava que fazia o melhor por você.

Outra causa possível para esse comportamento pode ser o fato de ter sido superprotegida pelos pais. Isso deve tê-la marcado, e a reação natural é tentar não repetir a mesma história. É muito importante lembramos que em toda relação mãe e filho é preciso equilíbrio para que se criem vínculos saudáveis.

Eu a convido a imaginar o dia em que nasceu. Talvez nunca tenham lhe contado quem a pegou no colo ou quem a consolou em seu primeiro choro. Mas quero que saiba que nesse dia alguém a segurou e a abraçou com todo carinho. Agora é a sua vez de fazer isso com seus filhos...

Dentro de você há uma mulher amorosa, mas que talvez não saiba como demonstrar o seu amor. Nunca é tarde para tentar. Se tiver dificuldade em fazer carinho, elogiar ou incentivar, comece aos poucos, até essa atitude se transformar num hábito em suas relações. Essa nova maneira de pensar vai levantar sua autoestima e a dos seus filhos.

Não brigue mais com o passado, com o presente nem com o futuro por questões que prejudicam tanto você como seus filhos.

A mãe superprotetora

Essa mulher, se pudesse, teria entrado na própria barriga durante a gravidez, para saber se o bebê estava agasalhado e se a placenta o alimentava como devia.

Ela sempre acha que os filhos precisam de alguma coisa: se agasalhar mais, comer direito, mais salada...

A vida dela está cheia de medos: *"Não suba aí porque pode cair"*, *"Não ande tão rápido com a bicicleta"*, *"Não volte tarde porque é perigoso"*, *"Não confio nessa namorada"*... Sua resposta para tudo é *"Cuidado, hein!"* ou, simplesmente, *"não!"*, exceto para o segundo prato no almoço, que ela serve com todo gosto. Sem perceber, essa mãe cria filhos asfixiados e dependentes. Não raro os filhos se veem sufocados e acabam fazendo qualquer coisa para se livrar de tanto controle.

Já é hora de aprender a relaxar e dar mais liberdade e confiança aos filhos. Se este for o seu caso, não se angustie pensando que eles ficarão desamparados sem a sua presença. Não se torture pensando que não poderão vencer as dificuldades se você não estiver por perto. Lembre-se de tudo que você ensinou. Sem dúvida, saberão se virar nos momentos de necessidade. Confie no potencial e na capacidade deles. Acorde para a vida, você fez muito por seus filhos e pode começar a se divertir um pouco mais, curtir o seu parceiro e, por que não, alegrar-se pelas conquistas daqueles que você criou...

A mãe narcisista

Essa mãe tenta fazer com que as conquistas dos filhos sejam um reflexo dos desejos dela, porque se sente a coisa mais importante da vida deles. Muitas vezes não se dá conta das necessidades e desejos dos filhos pois o que importa de fato são seus próprios desejos.

Essa mãe, por exemplo, decide que a filha vai jogar hockey. Não sabe se ela vai gostar ou se realmente vai se destacar nessa atividade, mas, definitivamente, fica satisfeita com a excelente escolha que fez. A vontade da filha nem sequer é consultada, e se ela reclama ou diz que não é o que quer, é repreendida e até desqualificada por não satisfazer os anseios maternos.

Com certeza essa mãe faz tudo isso com amor, achando que sabe o que é melhor para os filhos, mas esquece a figura do outro e só consegue ver a si mesma. Nem sempre o amor maternal faz com que as nossas decisões sejam as mais adequadas. Se levarmos em conta o que os filhos realmente querem, é provável que essas decisões sejam bem mais acertadas.

Se você acha que, em algum momento, consciente ou inconscientemente, obrigou seu filho a fazer algo porque agradaria a você, não se sinta mais culpada; essa realidade pode ser mudada: converse com ele, procure saber o que ele pensa e do que ele gosta. Ao perceber que você está do lado dele e que vai sempre apoiá-lo, se sentirá muito mais feliz.

Se puder se relacionar com seu filho numa condição de troca e reconhecimento mútuo, vai ver como ele se sente por ser aceito, sabendo que você contribuiu, ouvindo suas necessidades e seus desejos de forma amorosa.

A mãe que alimenta

Essa mãe fica obcecada quando os filhos não comem. Ela acha que se o filho não come é porque não está feliz, ou porque alguma doença está a caminho. Não consegue entender que há momentos em que as crianças simplesmente não têm vontade de comer.

Hoje, mais que nunca, os médicos procuram combater a obesidade desde a infância, pois já se sabe que gordura não é sinônimo de saúde nem de força, pensamento que ainda faz parte da mentalidade de algumas mães.

Ela é daquelas famílias em que não se podia deixar resto de comida no prato. Ela cuida e ama por meio dos alimentos. Na sua cabeça, tudo pode ser curado com comida: depois do dentista, o sorvete; depois de um remédio, um doce; se aconteceu alguma coisa com o filho no colégio, uma sobremesa feita por ela.

O filho pode comer muito, mas a causa do problema não será resolvida com alimento. A comida apenas encobre o que há de errado e retarda a solução que deveria ser sanada de outra maneira.

"Nosso rosto fala da beleza do coração", e não só nossas expressões faciais, também nosso modo de andar, de falar, de interagir. O corpo expressa tudo que temos em nosso interior e em nosso espírito. Um estômago satisfeito não é suficiente para dizer que uma pessoa é saudável e feliz. Não se esqueça disso.

A mãe obsessiva

É aquela que verifica vinte vezes se as portas estão trancadas, se as janelas estão abertas, se o bebê está com a fralda limpa, mesmo que a tenha trocado um minuto antes; se não esqueceu nenhuma luz acesa, se os brinquedos estão organizados por cor. Tudo para que seu filho cresça saudável e seguro.

Há um detalhe que ela não consegue perceber: sua atitude pode enlouquecer toda a família. Sua obsessão afeta o vínculo dos filhos com ela. Os objetivos e a precisão que ela exige nunca conseguem ser atingidos. Sem perceber, afasta os filhos. Como nunca erra e faz tudo bem feito, eles sentem que é impossível ser como ela.

Se você acha que este é seu caso, ainda está em tempo de mudar, de encarar suas qualidades e seus defeitos. Os erros fazem parte da vida. Para os filhos é muito mais fácil ter uma mãe com quem podem se abrir, expressar seus medos e aprender com os problemas, que ter uma mãe perfeita em tudo, pois sentem que nunca vai ser possível ser como ela.

Quando formamos seres livres e com capacidade de reflexão e decisão, exercemos o verdadeiro papel de mãe.

A mãe *workaholic*

Ao contrário das anteriores, essa mulher esqueceu que um dia pensou em se casar e constituir uma família. Hoje só resta a vida profissional.

Ela se comunica com os filhos muito mais por mensagens de texto ou bilhetinhos deixados em algum lugar da casa, que por uma boa conversa. Ah, e liga várias vezes ao dia para ter certeza de que todos receberam seus bilhetes.

Também se comunica com os professores por meio de recados, e poucas vezes vai às reuniões na escola. Quando os filhos reclamam, ela diz que só trabalha pelo futuro deles... Será que é realmente assim?

Todas nós, mães, temos, em maior ou menor medida, um pouco de cada um desses rótulos.

Essas classificações não foram elaboradas para que você se prenda aos erros que talvez esteja cometendo, mas para que possa perceber que, com sabedoria e amor, tudo pode ser mudado.

Nós podemos transformar hábitos, crenças e condutas, e nossos filhos também podem fazer isso. Aceitar os defeitos é se dispor a mudar para beneficiar toda família. Talvez, em alguns momentos, você se sinta invadida por medos ou desconsolo, e pense que não é querida nem valorizada como merece. Já é hora de se livrar de todas essas emoções negativas.

Comece a encarar a vida com mais humor, elabore projetos próprios e planos que também envolvam os filhos. Não tenha medo de ficar sozinha um dia. Não crie filhos dependentes. Eles perceberão o valor que você tem na vida e vão demonstrar isso. Chegou a sua hora!

As portas estão abertas: ouse sair para viver tudo que a vida pode oferecer. Não se esqueça: aprendemos a ser mães dia após dia.

III

Viver para todos

1. Eles? Eu? Ambos?

Um desejo que temos como mães é que nossos filhos sejam realmente felizes. Há uma canção de Joan Manuel Serrat que diz assim: "*Nada nem ninguém pode impedir que sofram, que decidam por eles, que se enganem*". É assim. Não faríamos o possível e o impossível para que eles não sofressem?

Talvez a solução que encontrou tenha sido dar tudo o que eles pedem. Você está sempre pronta para qualquer necessidade deles. Mas, nessa batalha para agradar-lhes e dar a eles tudo o que você talvez não tenha tido, pode se esquecer de si mesma. Com o tempo, quase sem perceber, sua autoestima vai diminuindo e você vai se esquecendo que também tinha metas e sonhos. Chega a sentir que deixou de lado tudo o que um dia se propôs a alcançar. A frustração e o esgotamento passam a ser constantes em sua vida.

A rotina, as preocupações e o estresse acumulados fazem com que você não tenha o bem-estar nem o equilíbrio emocional que esperava. As coisas que antes não a incomodavam agora irritam e a levam a ter certeza de que sua vida é um caos.

Essa situação que parece irreversível pode mudar se você se dispuser a modificar hábitos e falsas crenças que a convencem de que as mães sempre dizem sim a tudo e estão sempre dispostas a resolver as urgências dos integrantes da família, sempre deixando de lado as próprias necessidades.

> **Se visualizar suas metas, será mais fácil encontrar o próprio caminho e se reencontrar.**

Estar bem consigo mesma significa chegar a um ponto de equilíbrio e não esquecer que, além de mães, continuamos sendo mulheres, com sonhos e projetos próprios.

Quando curar sua autoestima, sua autoimagem vai mudar consideravelmente. Ao se respeitar, seus filhos também vão respeitá-la e valorizá-la. O resultado vai ser a mudança na relação que tem com eles.

Para conseguir isso, defina objetivos que a ajudem a tornar seus sonhos realidade, aqueles que levantem sua autoestima, que a fortaleçam.

Quantas vezes seus filhos disseram: *"Nossa, mãe, como você é chata!"* Você viveu tantos anos pensando nos outros, nas necessidades deles, nas angústias deles, nos sonhos e projetos deles, que esqueceu o que significam as palavras diversão, prazer, alegria... Esses sentimentos foram substituídos por responsabilidade, obrigação, sustento e mais responsabilidade... A roupa limpa, a comida pronta, os quartos arrumados, a reunião com a professora do mais novo, a consulta com o dentista, com o otorrino, o horário do tênis, a festa da escola e todas as coisas das quais só você pode se encarregar.

Ao se esquecer de viver, sem se dar conta, você foi se tornando insegura quanto ao seu potencial, sua criatividade e capacidade.

Um provérbio francês diz que a monotonia gera tédio; talvez por isso você tenha se esquecido daqueles sonhos que a motivavam e animavam a sua vida.

Muitas mulheres acabam ficando tristes, deprimidas, sentindo-se vazias e sozinhas. Qualquer dificuldade as angustia, tudo se transforma em um grande problema, tudo acontece com elas. Não percebem que a verdadeira razão da infelicidade é a falta de motivação. A falta de objetivos faz com que tudo que acontece com elas ganhe dimensões bem superiores às reais. Um filho com catapora estará melhor em pouco mais de uma semana, não é nenhuma tragédia; uma nota ruim na prova só significa que sua filha vai precisar estudar mais, e não que precisa marcar uma conversa com a diretora e a psicopedagoga.

Para você, tudo é muito mais grave porque sua energia está sempre concentrada nos problemas deles. Claro, não é errado que você cuide da família, mas não é bom para sua vida que seus gostos e interesses não contem nem um minuto nas 24 horas do dia que você só dedica aos outros.

Talvez esse seja o modelo de mãe que você recebeu na infância; talvez tenha crescido cercada de pessoas superpreocupadas e hoje acha que não vale a pena mudar tudo em que acredita, pois, assim, vai perder o controle. Porém, o que não está sob controle são suas emoções e seus desejos não realizados, aqueles que você escondeu num baú de memórias e que, com o tempo, reaparecem e a enfraquecem.

Pense um pouco: o que você sempre sonhou em fazer e ainda não fez? O que, ou quem, a impede de conseguir? Seja específica e anote aqui:

....

....

....

Agora, pare um instante e veja o que escreveu. Esses motivos são verdadeiros impedimentos? São pretextos? Seja sincera consigo mesma, não se engane!

Proponho um exercício. Responda às seguintes perguntas:

1. Como você se vê? Como se descreveria?
2. Defina cinco virtudes que se destacam em sua vida.
3. Defina cinco defeitos que a incomodam em sua personalidade.

4. O que acha que pode mudar do que não gosta em você?
5. Como sente que os outros a percebem?
6. O que eles pensam de você influencia sua maneira de agir?

Pensemos neste último ponto. Atualmente, fala-se muito de auto-estima. Você pode encontrar muitas definições, mas... o que significa autoestima para você?

É muito importante ter a autoestima elevada e construir corretamente as relações interpessoais. "O que somos é o que atraímos para nós." Aquilo que determinar para si mesma, o que demonstrar com palavras e ações será o que os outros perceberão de você, e determinará como serão as suas relações.

Muitas mulheres não conseguem se manter firmes e seguras diante de circunstâncias difíceis ou de decisões, se não contarem com a aprovação do resto da família. Algumas não sabem dar o devido valor à própria vida. Outras não conseguem enfrentar as crises com os filhos, porque internamente não sabem se aceitar. Logo, quando começam os problemas com eles, o primeiro pensamento é: "*Tudo isso acontece por minha culpa*", "*Eu errei, não falei com eles o suficiente*", "*Não fui uma boa mãe*", "*Não me dediquei como devia*"... e, finalmente, tudo acaba sendo responsabilidade dela.

Talvez você se identifique com este exemplo: um dos seus filhos chega em casa e diz que foi mal na prova mais importante do ano. Para você, isso é sua responsabilidade. Fica pensando que não foi uma boa mãe, que não o ajudou a estudar, que ele talvez houvesse precisado de aulas particulares e você não percebeu. Você se enche de culpas e desculpas que ferem sua autoestima e a enfraquecem ainda mais.

Pense que toda a energia que gasta em se culpar faz com que não enxergue a verdadeira razão que levou esse adolescente a, por exemplo, repetir o ano escolar: preguiça, inconstância, falta de motivação, de interesse... Pense nisso.

A culpa e todos esses pensamentos deturpados impedem você de estabelecer limites saudáveis e dizer "não" quando é preciso. A longa lista de defeitos que você detecta sobre a sua vida não a deixam assumir seu verdadeiro papel.

Sem que perceba, seus próprios julgamentos são assimilados, em grande parte, por seus filhos. Eles copiam gestos, palavras, posturas, modos, hábitos e atitudes: reproduzem sua mentalidade no caráter deles. Nunca notou que falam e agem igual a você em muitos aspectos? Em quantas ocasiões os justificou dizendo que são iguais a você quando era pequena? Quantas vezes se pegou dizendo: "*É indeciso, como eu...*", "*Eu também não gostava de estudar...*", "*É que minha filha sofreu tudo junto comigo...*".

Nossos filhos constroem sua autoestima de acordo com o que percebem e recebem do entorno social em que vivem. Em grande medida, nós, pais, somos seus espelhos e, dessa maneira, eles formam o conceito que têm de si mesmos.

O psicólogo Martin Breck afirma que "*para poder pensar nos outros, primeiro é preciso acreditar em si mesmo*". Portanto, aceitar a mudança significa se ver como mulher com sonhos e metas próprias. Cuidar de nós mesmas é também uma responsabilidade que muitas vezes esquecemos na tarefa diária de ser mãe.

Se tiver uma autoestima saudável, terá filhos fortes, capazes de decidir e escolher sua própria vida. Se eles virem que, além de ser uma mãe feliz, você é uma mulher feliz, sentirão que é digna de ser imitada. Você será, então, essa pessoa amada e respeitada que tanto deseja ser, porque os terá ajudado a criar uma base. Essa é a melhor herança que você pode deixar: ensiná-los a ser livres com responsabilidade e a aproveitar cada momento e cada oportunidade que a vida lhes der.

Ao ler estas páginas, talvez concorde com estes conceitos. Com certeza, você quer dar a seus filhos o melhor de si. A questão é como conseguir, como fortalecer a autoestima que durante anos esteve guardada e que, agora, você decidiu trazer à tona.

> **Decidir em paz significa decidir com sabedoria.**

Para começar, será primordial deixar seus pensamentos em paz. Se sua mente estiver transtornada, se encherá facilmente de pensamentos negativos, de frustração e culpas que insistirão naquilo que você não fez ou não disse. O resultado é que você se pune e tira conclusões que não a ajudarão a solucionar o conflito.

Mande embora essas ideias fixas que torturam sua mente e a limitam. Troque-as por outras que tragam paz interior e não se desvie do seu objetivo que, neste momento, é restaurar sua autoestima.

Comece a se ver de maneira positiva, ressalte as coisas boas, aquelas em que se destaca. Você pode fazer uma lista com o que oferece aos outros, sejam ações ou palavras; reconheça nesses gestos aquela mulher que tem brilho próprio e se esconde dentro de você. Uma vez feita a lista, use-a quando as velhas crenças voltarem a atormentá-la e quiserem dominar seus pensamentos. Ela será uma ferramenta para que você continue avançando e construindo sua autoestima de maneira saudável.

2. Preocupar-se ou ocupar-se?

Tentar resolver um problema antes de ele realmente existir é desperdiçar tempo e energia em algo que não sabemos se acontecerá ou não; considerar como uma ameaça algo que ainda não ocorreu traz como resultado angústia e medo.

Essa atitude consome as forças que precisaríamos no caso de um problema real e concreto.

Às vezes, a grande preocupação que temos é que não queremos que nossos filhos repitam nossa história, que errem nas decisões que devem tomar. Vivemos com a constante obsessão de evitar-lhes qualquer angústia, analisamos suas condutas, avaliamos se estão no caminho certo, fazemos julgamentos e interferimos a todo momento em suas escolhas.

Superprotegendo-os de todos os males, acabamos asfixiando-os. Aonde quer que vão, nós, suas sombras, os perseguimos, os pressionamos constantemente com sugestões, fazemo-nos presentes com nossas palavras, até que um belo dia damos com o nariz na porta, o que nos faz saber que não querem nos ouvir mais...

Mas lembre-se: você, por acaso, não fez a mesma coisa em sua adolescência? Ou sempre estava disposta a ouvir e obedecer sem se revoltar nem teimar diante das palavras de seus pais? Talvez, por medo, tenha se contido para fazer o que realmente desejava, mas teria gostado de expressar seu desacordo. Ou não?

Vivemos comparando o temperamento, as condutas, a impulsividade e a paixão de nossos filhos com o que nós costumávamos ser na infância ou na adolescência. Por isso, quando os vemos refletidos em nós e em nossas reações, não queremos que repitam nossos erros. Mas não percebemos que é justamente o que estamos construindo com a superproteção.

Quando dizemos "não" a uma criança, ela vai querer saber o que isso que lhe foi negado tem de especial. Enfatizar o que for negativo levará seus filhos a duvidar de si mesmos. Essa dúvida os fará tropeçar no mesmo erro que tanto tentamos evitar que cometessem. Nossa própria escravidão acabará escravizando-os também.

É saudável pararmos e avaliarmos o que realmente impede o bem-estar de nossos filhos e o nosso. Não é tão grave que errem; tenha em conta que o importante é aprender com esses erros e não tornar a cometê-los.

Não se culpe pelas fraquezas deles, pelas decisões erradas. Não existe um modelo a seguir nem um livro que nos ensine a perfeição. Ainda que existisse, estou certa de que nossos filhos precisam muito mais de uma mãe capaz de refletir com seus erros e acertos, de uma mulher emocional que pode se preocupar, mas também perdoar e sorrir, que uma mãe perfeita a quem devem sempre agradar e fazer com que se sinta orgulhosa. Esse acaba sendo um fardo muito pesado para eles.

Seus filhos precisam de você, uma mãe capaz de transmitir paz, fé, convicção, princípios, objetivos, sonhos; uma mãe que, acima de tudo, os ensine a amar a vida e seu propósito; uma mãe que os ajude a construir seus projetos, que os estimule, que os incentive e os acompanhe no caminho rumo à afirmação e ao crescimento.

Talvez esta não seja, hoje, a realidade que você vive em sua família. Talvez seus filhos não tenham projetos nem sonhos e, dia a dia, você teme pelo futuro deles e se pergunta: "*O que será deles quando eu não estiver mais aqui?*" Esses pensamentos a entristecem e a fazem envelhecer mais rápido.

Aprenda a mudar suas palavras, fale do que não é como se fosse: imagine-os na universidade, com boas companhias, saudáveis, com objetivos, com mentes cheias de crenças verdadeiras... E não estou falando de negar a realidade, mas de lembrar que o lugar que alcançarão será determinado pela sua palavra. "Para quem acredita, tudo é possível."

Para isso, sua autoestima precisa ser curada e valorizada. Sua força e sua coragem, a esperança que brota do seu espírito, de dentro de você, poderão contagiá-los para que amem a vida e a respeitem como você faz consigo mesma e com sua família.

Sua perseverança contribuirá para que tudo se transforme ao seu redor.

IV

Crises familiares

1. Meu filho está com problemas! O que faço?

Algumas de nós aprendemos a não falar dos problemas da família e procuramos passar sempre a impressão de que está tudo bem. Na realidade, as crises existem, mas são encobertas, sufocadas, e não percebemos que tudo o que não se resolve acaba se transformando em um problema maior.

Todas as famílias, em algum momento, enfrentam problemas. Eles chegam, batem à porta e é preciso encontrar uma solução, que dependerá da coragem com que os enfrentamos.

Cada dificuldade que surgir será uma boa oportunidade para aprender. A mesma coisa acontece com os filhos: embora pensemos que não, os próprios problemas são importantes para eles. Brigas com amigos, dificuldade nos estudos, objetivos que não podem alcançar, altos e baixos na vida sentimental; enfim, o mundo deles.

Temos de encontrar o momento adequado para ensiná-los a resolver esses contratempos. Como mães, não gostamos de vê-los sofrendo, especialmente na adolescência. Para nós, esses problemas também são novos e precisaremos aprender, com eles, a viver a nova etapa. Talvez não saibamos a resposta certa nem a mais útil para ajudá-los a passar por essa fase sem se machucar, o que pode gerar muita angústia. Consequentemente, sofremos por não poder dar-lhes a melhor solução.

Em cada crise, o importante não é apenas a palavra exata, ou um bom conselho, mas estar ao lado deles e fazê-los saber o quanto são importantes para nós. Ver que estamos disponíveis para ouvi-los, que não estão sozinhos, fará com que suas angústias e seus medos diminuam.

Nossos filhos atravessam dificuldades que exigem de nós uma aprendizagem contínua e permanente. Precisam da nossa presença, não de sermões ou recompensas.

Vejamos algumas crises pelas quais eles podem passar:

- **Rebeldia:** especialmente na adolescência e, sobretudo, na fase final.
- **Más companhias:** às vezes, até a prisão pode ser uma consequência delas.
- **Vícios:** tendência a excessos.
- **Bulimia e anorexia:** problemas com a alimentação relacionados à falta de autoestima.
- **Depressão:** filhos que não querem sair de casa, não querem falar com ninguém, nem trabalhar, nem estudar. (Os casos mais agudos chegam a tendências suicidas.)
- **Gravidez adolescente:** resultado da falta de informação e acolhimento afetivo.
- **Conflitos que surgem pelo divórcio dos pais:** sensação de ruptura, de vazio.
- **Problemas de filhos adultos:** não conquistar a realização pessoal, carência de recursos econômicos.
- **Doenças físicas ou mentais.**

Todas essas crises são motivo de preocupação para as mães, que, em muitas ocasiões, não sabem como lidar com elas. Diante dos conflitos, há duas respostas possíveis:

- **A autocompaixão:** sentindo pena de si mesma, perguntando-se *"O que fiz para merecer isso? Por que tive um filho assim? Para que me sacrifiquei tanto?"* Talvez tenham ouvido muitas dessas frases da própria mãe, e as transformaram em condutas repetitivas, acreditando nelas, tomando-as como suas. Mas não resolverão os conflitos assim. Vocês são inocentes. Não devem se culpar por isso.

> **O mais valioso é buscarmos dentro de nós as ferramentas para crescer.**

- **O crescimento:** enfrentando as crises e aprendendo com elas ao lado dos filhos. Quando um deles passa por dificuldades, todos os integrantes da família são afetados. Os filhos precisam crescer, mas nós também. E, nos momentos difíceis, precisamos olhar para dentro e encontrar a maturidade necessária para sair do problema e seguir em frente.

À medida que tentarmos ajudar os nossos filhos, ajudaremos a nós mesmas.

2. De nós e para eles

Há pelo menos três posturas negativas que costumamos assumir quando temos problemas com os filhos (e que deveríamos evitar, claro):

- Gritamos e não ouvimos.
- Somos indiferentes.
- Negamos seus problemas por sermos incapazes de solucioná-los, e preferimos escondê-los.

Muitas vezes, nós, mães, nos sentimos perdidas, sem saber exatamente como reagir às crises. É muito importante lembrarmos que nossos filhos querem ser ouvidos. Não é fácil ser uma boa ouvinte, especialmente quando sentimos que estão errados e não tomaram as melhores decisões.

Mas, ainda assim, eles precisam de alguém que entenda seus porquês, sua sensação de fracasso quando dizem que não podem continuar; um ombro amigo que acolha sua raiva, sua dor e seus medos.

Nós costumamos interrompê-los quando nos contam alguma coisa. Além de interromper, oferecemos respostas e soluções, sem perceber que não esperam uma aula, e sim nossa compreensão.

Muitas mulheres se arvoram em dar opiniões, atitude que gera desconforto e, ao mesmo tempo, frustração nos filhos.

Ouvir não significa que possa resolver todos os conflitos, mas que está disponível e disposta a isso.

Conversar com eles não significa ceder, mas, literalmente, parar tudo o que estiver fazendo e dar a atenção de que precisam.

Em situações como essas, nós, mães, precisamos conhecer o tempo dos filhos, descobrir quando querem e quando não querem falar, quando, em silêncio, pedem um abraço. Não devemos pressioná-los nem obrigá-los a fazer mais do que podem, principalmente em relação aos filhos homens.

Eles tentam e precisam prender nossa atenção. Façamos isso com generosidade.

3. Limites e amor

As mulheres normalmente assumem o papel de cuidadora de tudo e de todos. Mas, na verdade, quem realmente precisa de cuidados são os filhos. Cuidar deles significa estar atenta, disponível, protegê-los, velar por eles, cuidar do seu bem-estar, porque são nossa responsabilidade. Outro detalhe importante é que precisam de limites em qualquer idade.

Atualmente, os papéis parecem ter se invertido: os filhos passaram a exercer a autoridade e nós nos encolhemos, talvez por não querermos repetir velhos modelos do passado.

Dar limites não significa disputar o poder, e sim orientá-los para que possam escolher. Todos os indivíduos, seja qual for a sua área ou idade, devem respeitar os outros se quiserem ser respeitados.

Ensinar é doar. Precisamos ensinar aos filhos o porquê dos limites que determinamos e ter certeza do que estamos fazendo. Pode ser que eles não entendam e questionem, mas um limite dado com amor será aceito, mesmo que no momento não seja compreendido.

Os limites arbitrários confundem. Eles acabarão buscando nosso ponto fraco e nossa vulnerabilidade para manipulá-los a seu favor.

Não precisamos gritar, nem ameaçar, nem machucar para dizer "NÃO" àquilo que, como adultos, avaliamos que será prejudicial para os filhos. Os maus-tratos, as palavras duras e os insultos os deixarão ainda mais rebeldes e inconformados.

Não gostamos muito da palavra *disciplina*, e quando ouvimos a palavra "disciplinar", pensamos em métodos repressivos. Talvez por isso seja tão difícil aplicá-la a nossos filhos. Porém, disciplinar é fazer com que os filhos entendam e aprendam que têm liberdade para escolher como agir e o que querem para a vida, mas que serão responsáveis pelas escolhas que fizerem e por suas consequências.

Você pode se perguntar: *"O que faço com meu filho, o que preciso fazer para ser ouvida?"*

Cada filho é único, como cada mãe é única. Portanto, a estratégia vai depender da relação que tiver com cada um deles. Não podemos esquecer que uma pessoa que tem limites seguros sabe até onde pode chegar. Seus filhos precisam ver em você aquilo que você exige deles. Podem ver, por exemplo, que você tem disciplina, que é constante, que não fraqueja diante dos problemas.

Tente novos métodos, motive-os e faça com que saibam que esse limite é necessário para fortalecer sua segurança, suas emoções e sua intimidade.

O amor é a melhor fonte de influência do ser humano, seja qual for a idade.

4. O perdão que aproxima

O perdão nos ajuda a criar filhos livres e saudáveis.

Na maioria das vezes, os filhos se comportam de maneira bem diferente da que imaginamos, e nos decepcionamos com eles. Mas assim como não há filhos perfeitos, também não existem pais perfeitos.

Nós, mães, às vezes exigimos que os filhos adquiram hábitos e condutas que nós não temos. Em muitas ocasiões queremos que façam o que nós não fazemos.

Quantas vezes você se chateou por problemas alheios a seus filhos e descarregou neles a raiva e as palavras que outros deveriam ter recebido? Nessas ocasiões, foi perdoada. O perdão deve ser mútuo. Perdoar as falhas e os equívocos deles permitirá que a relação com seus filhos melhore e seja cada vez mais sólida. O perdão nos ajuda a criar seres livres e saudáveis, pois eles saberão que um erro não vai privá-los da possibilidade de continuar recebendo seu amor e seu respeito.

Ao perdoar os erros, sem manipulação nem pressão, sem egoísmos ou rancor, é provável que eles a escolham quando precisarem confiar a alguém angústias, dúvidas, inseguranças e inquietudes.

"*Enquanto os historiadores procuram nas batalhas de ontem as causas das de hoje, nós nos perguntamos como cada geração de pais e filhos cria os problemas que depois refletirão na vida pública.*" (Lloyd de Mause)

Enquanto nossos pais aprenderam o que eram limites, com rigor, nós tivemos uma educação mais permissiva, mais flexível que a deles.

A pergunta é: que atitude adotaremos com nossos filhos?

Se adotarmos a culpa, não ajudaremos; ao contrário, nossos filhos se sentirão incapazes e culparão a todos pelo que acontece com eles.

Se formos positivas, teremos resultados diferentes. Nossa função e meta é ensiná-los a ser responsáveis por seus erros, mas não a se sentirem culpados. Não resolva a vida por eles; ajude-os, conduza-os, incentive-os. Essa é a melhor forma de ensinar.

Diga palavras positivas, que os ajude a ver-se como realmente são, para que possam enfrentar a vida com os valores que você ensinou.

Celebre seus sucessos, mas não se chateie se não fizerem exatamente o que você teria feito. Seus filhos são uma extensão de você, mas não lhe pertencem.

Se estiverem com problemas, mostre o melhor caminho, para que possam seguir em frente com uma autoestima elevada, de maneira que se permitam errar e aprender com os erros.

V

Identidade de mães

1. As mães foram filhas primeiro

Em uma das oficinas que organizei, fizemos uma pesquisa para conhecer o tipo de relação que as participantes tinham com a mãe e como achavam que deveria ter sido. Algumas falavam de confiança e diálogo, e disseram que suas mães as ouviam e compreendiam, mas preferiam não se intrometer em suas decisões para que pudessem manter um vínculo muito mais saudável. Outras, porém, afirmaram que, em muitas situações, sentiam que suas mães jamais teriam vivido como viveram se fossem sozinhas. Era como se dissessem: "*Suportei tudo por você*".

Não importa o vínculo que tenha com sua mãe, você sempre se parecerá um pouco com ela. É natural que tenha incorporado atitudes e o jeito de ser. Seus filhos dizem: "*Mamãe, você é igual à vovó, fala como ela!*", o que não deixa de causar surpresa.

Porém, ter o mesmo jeito de falar ou de mexer o braço não significa que nossa identidade seja igual à delas. Nós construímos nossa individualidade a cada manhã, quando acordamos e decidimos o que fazer com nosso dia.

A identidade nada tem a ver com as semelhanças; você é o que seu espírito diz que é, o que seu nome diz de você. Você pode ter o sobrenome dos pais, mas sua personalidade é só sua.

Só você poderá construí-la, ao evitar o que a incomoda e o que não a beneficia em suas relações interpessoais, em sua mente e em seu espírito.

2. Uma imagem muito difícil de alcançar

Idolatrar qualquer ser humano é um erro, porque os indivíduos erram e acertam. A idealização não nos permite ver a mãe como um indivíduo com emoções e sentimentos, uma mulher que decidiu formar uma família e ter filhos.

A humanização permite que os filhos nos vejam como seres falíveis, e isso nos aproximará deles.

Se pensarmos em nós como mães, seria um erro permitir que nossos filhos nos vissem como modelos que, com o tempo, não poderíamos manter. A necessidade de perfeição nos esgotaria e enfraqueceria, além de nos afastar cada vez mais deles, pois é muito difícil se aproximar de um modelo angelical.

Ao nos humanizarem, eles nos verão como seres falíveis, como realmente somos. A idealização, por outro lado, poderia gerar competitividade. Um pode querer superar o outro, o que despertaria emoções e sentimentos nada desejáveis.

Ao idolatrarmos uma imagem, corremos o risco de depositar nossas expectativas nela e não buscar dentro de nós mesmas nossa verdadeira identidade.

Quando sua vida gira em torno de alguma coisa ou de alguém (pode ser a figura materna ou os próprios filhos), sem que perceba, a idealização se transforma em obsessão e bloqueia sua capacidade de ser como realmente é.

A mesma coisa acontece quando acreditamos ter a pior mãe do mundo. Assim como superdimensionamos as qualidades da "mãe anjo", exageramos todos os defeitos da "mãe carrasca".

Ao erradicarmos as idealizações, seremos capazes de fazer renascer a verdadeira mulher que temos dentro de nós.

3. Sentimentos de filhos

Se acha que sua mãe sacrificou tudo por você, sentirá também a obrigação de pagar, com sua perfeição, por tudo o que ela fez. O que você acha que ela espera de você talvez não seja o modelo de vida que você se propôs. Talvez você esteja indecisa entre seguir seu propósito de vida e ser feliz ou viver com culpa e cumprir, como filha obediente, os planos que traçaram para sua vida.

Como não querer agradar essa mãe cujo único desejo é que seus filhos sejam felizes? Esse plano talvez esteja muito longe dos seus desejos e suas metas. Essa é uma carga muito pesada e não cabe a você carregá-la.

Essas situações geram angústia, frustração, decepção e culpa. Precisamos entender isso e perceber que *"eu sou eu"* e *"minha mãe é minha mãe"*.

Proponho um exercício:

1º) Desenhe sua mãe. Que expressão daria a ela? Irritada, triste, feliz? O modo como a desenhou é como a vê agora.

2º) Detalhe as qualidades e os defeitos dela, de acordo com o que você acha. Por exemplo: "*Nunca me ouvia, estava sempre ocupada*" ou "*Todos os fins de semana me levava café da manhã na cama*".

3º) Escreva as coisas que você tem em comum com ela. Princípios, valores, medos, comidas favoritas, lugares para se divertir.

4º) Use sua imaginação e procure compreender as atitudes dela. Quais são os gostos e as preferências dela? Ela é feliz com o que você é? Quais eram os sonhos dela? O que a faz rir ou chorar?

Você deve estar se perguntando para que serve tudo isso. Este exercício vai ajudar você a humanizar e a entender um pouco mais a personalidade de sua mãe. Terá de conhecer essa mulher que, além de ser mãe, também teve sonhos e metas próprias, se quiser compreendê-la, perdoá-la e aceitá-la.

Estou certa de que, após se aproximar dela, se tivesse de desenhá-la outra vez, as expressões, as linhas e os contornos seriam diferentes.

Colocar-se no lugar do outro é entender a razão de suas ações, é compreender que talvez tenha passado por situações difíceis, frustrantes, e que não tenha sabido como se curar e libertar-se delas. É aceitar que, ainda hoje, sua mãe tem autoridade e influência sobre sua vida e suas emoções. Quando puder conhecê-la melhor, seu vínculo e seus sentimentos serão totalmente diferentes.

Essa atitude vai ajudá-la a escolher e construir o modelo de vida e de mãe que quiser seguir. Com certeza, em sua própria construção maternal, poderá compreender mais sua mãe. Talvez se pegue pensando: *"Agora entendo quando minha mãe me dizia..."*

Mas, por outro lado, colocar-se no lugar do outro não significa se responsabilizar pelo que acontece com ele e resolver sua vida (atitudes salvadoras tão características das mulheres), mas simplesmente ter uma atitude de empatia.

O conhecimento desmistifica as suposições, esclarece-as e nos permite entender os fatos que, de outra maneira, não poderíamos aceitar.

Compreender sua mãe será muito mais útil que culpá-la para compreender a si mesma.

4. As mudanças

É impossível mudar o outro, e isso vale também para sua mãe. Será difícil incorporar nela ideias novas, atuais. São outros tempos, outros modelos de relacionamento. A decisão de mudar deve nascer dentro dela.

Suas intenções podem ser boas ao querer mudá-la, mas talvez ela não pense da mesma forma. Quebrar paradigmas não é fácil.

Um paradigma é uma forma de pensar, uma maneira de ver as coisas, uma estrutura mental que só muda se o indivíduo percebe que precisa mudar, porque os modelos que serviram até então, já não servirão para lidar com a realidade atual.

Assim como precisamos aprender a escolher e a viver em liberdade, devemos permitir que os outros escolham como viver. A mudança nasce, começa e termina em nós mesmos.

VI

Mães de ontem e de hoje

1. "Mães eram as de ontem..." E as de hoje?

Existem mulheres que, quando se casam e têm filhos, já não buscam novos desafios. Para elas talvez a maternidade signifique o adiamento ou a anulação de desejos que um dia levavam dentro de si. Viveram tentando resolver a vida de todos da família e descuidaram da própria.

Antigamente, as mulheres se viam como um ser que havia nascido e crescido para satisfazer os outros. Hoje, a realidade é bem diferente: há mulheres que trabalham, mães com diplomas universitários, chefes de família...

Embora aquelas mães e avós soubessem que a casa era o único espaço que socialmente lhes era permitido ocupar, também plantavam em nós uma semente com outra mensagem: "*Você pode fazer algo mais*".

É nesse lugar onde nos encontramos: entre nossas mães, das quais muitas ficaram em casa, e nossas filhas, a nova geração.

Fomos educadas com um modelo de mãe incondicional, sempre disposta a tudo, que pouco se preocupava com seu próprio bem-estar. Hoje, estamos entre a idealização de antes e o mundo de nossas filhas, que vivem conceitos bastante diferentes. Elas se permitem o prazer, algo que para nós foi difícil – e ainda é –, talvez por não termos aprendido a rir mais e a curtir a vida.

Porém, toda crença errônea pode ser mudada. Existem ferramentas que nos permitem descobrir se uma ferida não curada nos afeta, fazendo com que os outros controlem e dirijam nossas emoções.

Anime-se a fazer este exercício:

Anote em um papel sua data de nascimento e trace, a partir daí, a linha de sua vida:

Pense em três momentos que tenham sido conflituosos, difíceis, ou em três aspectos de sua vida nos quais não conseguiu realizar seus sonhos.

O dia em que nasceu Área Área Área
I----------------------------I--------------I--------------I--------------
Momentos Momentos Momentos

Se eu perguntasse por que acredita que não teve sucesso nessas áreas, com certeza muitas de suas respostas teriam a ver com outras pessoas: "*Ninguém me deu oportunidade*"; "*Minha família sempre foi muito pobre*"; "*Meu marido, ou meus filhos, são culpados*"...

Chegou a hora de tomar suas próprias decisões; de se levantar e assumir o lugar que lhe é de direito.

Na mesma linha de vida que traçou no papel, e na qual pôde reconhecer o que a deteve, você encontrará também a saída para seguir em frente.

Essa saída está na porta da mudança. E mudar de atitude é um bom começo.

Se aprender a se amar, a se cuidar, sem culpar os outros nem a si mesma pelo que lhe acontecer, poderá dar as boas-vindas a uma nova etapa, em que sua vida vai melhorar visivelmente.

A crença de que uma pessoa cresce e alcança a maturidade para chegar, depois, a uma etapa de estagnação é falsa.

Você pode sempre querer mais, crescer mais e ambicionar mais.

O problema é que poucas mulheres se atrevem a desafiar esse esquema mental. Não existe motivo para estacionarmos numa determinada etapa da vida. E ser mãe não é uma desculpa para isso.

"Já tenho dois filhos, para que vou estudar agora?" "Não posso trabalhar, meus filhos precisam de mim." Só depende de você desafiar esses esquemas ou não.

Se deixar de lado a velha mentalidade limitadora, poderá tomar outra vez as rédeas da própria vida. Nós fazemos acontecer aquilo que elaboramos em nossa mente; inconscientemente, determinamos que essas expectativas se realizem ou não.

Nós, mulheres, temos poder e autoridade, temos controle sobre nossa vida para seguir buscando algo mais.

2. Você pode fazer a diferença

Se seus filhos já disseram alguma vez que você é uma mãe antiga, talvez seja por hesitar, por sentir-se vulnerável e viver esperando a aprovação dos outros para concretizar os projetos que traçou para si.

Quando você age levada por essas emoções, fica abaixo do problema e não acima dele. Nessa posição, não pode discernir entre o que é melhor ou pior, mesmo que a solução esteja bem na sua frente.

Se finalmente conseguir escolher, não questione se é a melhor decisão. Em sua mente você abriga tanto a impossibilidade quanto a possibilidade. Se só enxergar as dificuldades, será difícil quebrar o círculo vicioso. Preste atenção em todas as oportunidades que esperam pela sua iniciativa; corra atrás delas e acabe definitivamente com sua insegurança.

Uma mente repleta de conceitos verdadeiros beneficiará todo seu entorno familiar.

Talvez você esteja pensando que seus filhos são difíceis. Claro que são: estão sedentos de conhecimento e são bombardeados por imagens sem conteúdo. Vivem em uma sociedade em que os valores se misturam, o que é bom parece velho e obsoleto e os maus hábitos são cotidianos. Uma sociedade muito diferente, talvez, daquela em que nós crescemos.

Esta geração de jovens e adolescentes, carentes de suporte emocional, expressa aos gritos que precisa de uma relação de diálogo com seus pais. Você pode fazer essa diferença.

Quando você tem valores nos quais acredita firmemente, mesmo que a todos pareçam fora de moda, e os transmite a seus filhos com amor e confiança, dá a eles o suporte espiritual que estão buscando.

Comece semeando esperança, fé, propósito e metas. Ensine-os a desfrutar de tudo o que têm e incentive-os dia a dia a explorar suas habilidades, seu potencial, para que todas as suas capacidades possam se desenvolver.

Compartilhe com eles valores espirituais e culturais que servirão, amanhã, para continuarem firmes e seguros no que querem conquistar. Cada um de seus filhos tem um propósito, não nasceu para ser mais um, e, apesar de a sociedade atual não nos diferenciar tanto como seres sociais, únicos, eles têm um destino próprio.

3. Antes x agora

As comparações

Os parâmetros de outras épocas não são iguais aos de hoje. Se acreditarmos que "mães eram as de ontem", nada do que fizermos será suficiente; nunca alcançaremos esses padrões. Porém, cada mulher tem uma vida e um propósito diferentes.

Aquelas mães tiveram o seu momento, você tem o seu, e seus filhos terão o deles. Não somos cópia de nenhum arquétipo do passado. Se seu objetivo for "ser como elas foram", se sentirá frustrada, pensará que não é aprovada e viverá se comparando. Pensamentos como *"ela teria feito melhor"*, *"ela cuidava muito bem dos filhos"*, ferem sua autoestima e a enfraquecem.

Modelos para montar

Hoje, existem famílias que parecem um quebra-cabeça que precisa ser reconstruído todos os dias. Vemos nelas a ausência de integrantes-chave, os filhos chegam em horas diferentes ou nem voltam à noite... nesse ambiente é impossível estabelecer qualquer diálogo.

Obediência x rebeldia

Daqueles tempos em que os filhos obedeciam cegamente aos pais, qualquer que fosse a ordem, passamos a um sistema diametralmente oposto: o da desobediência e rebeldia.

A disciplina rígida que recebemos já não funciona mais.

Nossos pais exerciam sua autoridade com dureza porque não conheciam outra maneira de se comunicar e impor limites. Mas os tempos mudaram, e hoje nossos filhos precisam, mais do que qualquer outra coisa, ser aceitos. E quando censuramos os cortes de cabelo, as tatuagens ou os acessórios que usam, a crítica fere e os torna mais rebeldes. Definitivamente, não é a melhor maneira de ajudá-los.

Eu proponho que, em primeiro lugar, faça as mudanças necessárias em sua vida; decida ser diferente, confie em si mesma e em tudo o que pode conseguir, seja confiante, tente novos desafios para realizar seus sonhos e suas metas. Assim você poderá ser uma mãe que se respeita, se aceita e se ama.

Ensine-os a sonhar. O livro de Joel diz: "*Nossos filhos e nossas filhas sonharão sonhos e verão visões...*"

Se renovar seus pensamentos, seus filhos alcançarão o lugar aonde você chegou e irão além. Se conseguir ser livre, eles também serão, e serão mais prósperos. Se virem na mãe uma mulher livre, sonharão com a liberdade, mas se virem uma escrava, mesmo que odeiem a escravidão, estarão amarrados a ela. Uma mulher escrava dá filhos para a escravidão, e uma mulher livre dá filhos para a liberdade.

Você foi criada em liberdade, e isso significa viver sem culpas. Nós, mulheres, precisamos nos humanizar e entender que nossa meta como mães é o amor, a compreensão, o estímulo e a motivação, não a perfeição.

Você tem sua vida e seus filhos a deles; todos na família adquirem uma responsabilidade. Isso não quer dizer que você não os ajude, acompanhe e os guie; quer dizer que cada um precisa se fazer responsável pelo clima espiritual em que deseja viver.

Em sua posição, estimule-os, parabenize-os, reconheça cada esforço, motive-os sempre a ir além, escute-os, console-os, mas, se necessário, também os corrija.

Dessa forma, eles serão responsáveis pela própria vida.

VII

Socorro! Tenho um filho adolescente!

1. Adeus infância, olá adolescência

Muitos pais, quando percebem que seus filhos deixaram de ser crianças, perdem o sossego. Sabem que a adolescência é uma idade difícil, em que as necessidades mudam; acham que podem perder seu lugar como pais e temem não ser obedecidos.

Nessa etapa não ocorrem só mudanças físicas, mas também na maneira de pensar e se relacionar com os outros. Os adolescentes tornam-se antipáticos, escondem-se, fecham-se, evitam-nos, não querem ser abraçados, questionam as regras familiares e se irritam com tudo.

Se você estiver passando por isso, grite: ***"Socorro!"***

Como mães, precisamos aceitar que eles estão criando seu próprio espaço, e que, por isso, a relação será diferente. Procuram separar-se dos pais. Às vezes, comportam-se como crianças, mas devemos estar atentas a eles sem que se sintam espionados ou invadidos. Eles estão em uma etapa de constante busca pessoal. Em alguns momentos, sentem-se ambíguos: para algumas coisas são pequenos, e para outras, grandes, o que os transforma em eternos incompreendidos.

Muitas mudanças acontecem nessa fase e, muitas vezes, são vividas como perdas:

a) Perdem o papel infantil

Sentem que, quando eram pequenos, a única coisa que faziam era brincar e, ao crescer, precisam abandonar a brincadeira para entrar no mundo das responsabilidades.

Muitos jovens vivem a adolescência não como uma etapa, mas como "estar entre o mundo adulto e o infantil". Por isso, manifestam as duas condutas. Querem ser adultos, mas não estão dispostos a perder os benefícios da infância.

b) Acham que perderão os pais que tinham na infância

Aquela mãe que vivia antes em um pedestal, de um momento para o outro já não serve para nada, incomoda. Como precisam se separar ou manter distância de nós, questionam tudo, não compartilham seu mundo como antes, e quando você quer se aproximar para se interessar pelo que acontece com eles, fecham as portas. Em vez de ouvir sua voz, a de seus colegas e amigos ganha fundamental importância, porque eles nunca estão errados. Mas você sim.

Às vezes, para não serem criticadas nem desvalorizadas por seus filhos, algumas mães se colocam no papel de amiga, cúmplice, em vez de cumprir o papel de mãe. Podem usar a roupa das filhas ou a mesma linguagem dos colegas delas, mas, em vez de aproximá-las, essa atitude pode ter o efeito contrário.

c) Perdem o corpo infantil e não aceitam o novo

Não conseguem aceitar as mudanças físicas. Crescem cada vez mais rápido e isso os incomoda. Nas mulheres, os quadris ficam mais largos, os seios crescem, assim como os pelos do púbis e das axilas. Nos meninos, aumenta o tamanho dos testículos, crescem os pelos do púbis, das axilas, do peito, surge a barba, a voz muda, os ombros ficam mais largos.

Surpresa! Você já os conhece bem, agora eles também vão conhecê-los: os hormônios, benditos hormônios!

Os adolescentes sentem que esse novo corpo não lhes pertence. Sentem-se desajeitados, atropelam tudo por onde passam. Negam-se a tomar banho com regularidade porque temem descobrir algo novo. Perguntam-se quem é esse que veem no espelho. Já reparou o tempo que eles passam na frente do espelho? Estão se descobrindo.

A passagem da puberdade para a idade adulta é diferente em cada época e em cada cultura. Alguns, a minoria, passam por essa etapa sem maiores problemas. Outros, porém, precisam de mais tempo para se sentirem adultos.

Para eles são tempos difíceis, e para nós, também.

Muda, tudo muda... Mas fique tranquila: a adolescência não dura a vida toda.

Como mães, o que podemos fazer?

- **Confiar neles.**
- **Conversar sobre as atitudes e condutas que nos incomodam.**
- **Dar-lhes responsabilidades gradualmente.**
- **Não superproteger.**
- **Fazer com que se sintam independentes, embora continuemos observando-os.**
- **Aceitá-los como são.**
- **Valorizá-los, dar-lhes uma visão positiva da vida.**
- **Aproveitar seu crescimento! Só ocorre uma vez na vida.**
- **Estar ao lado deles quando não tomarem as melhores decisões.**

2. E agora, o que faço com eles?

Nessa etapa, nossos adolescentes passam por uma crise causada pelas mudanças sobre as quais falamos antes. Se a isso somarmos o sistema cultural ao qual devem se adaptar e pelo qual são constantemente pressionados, nossa melhor atitude como pais é tentar compreendê-los.

A "cultura adolescente" adota uma gama de representações, valores e normas. Segundo os especialistas, há dois tipos de cultura juvenil: uma ocidental, globalizada, difundida principalmente por meio da música, internet, televisão, e que influencia, em geral, jovens de classes média e alta. A outra é transmitida pela educação, pelo que vivem e de acordo com as pessoas com as quais se relacionam. Esta última está em todos os estratos sociais. A interação entre um e outro fator cultural, somada às características de cada adolescente, refletirá no comportamento que vão adotar.

A música

Você notou que seus filhos adolescentes passam a maior parte do tempo ouvindo música, mesmo quando estudam?

A música, para eles, tem vários significados. Para alguns, é o elemento que os identifica, é parte de sua linguagem e, além disso, os estimula. Outros podem utilizá-la como um mecanismo de defesa, porque encontram nela um lugar de refúgio, longe dos adultos e seus problemas, onde não há espaço para o sofrimento.

Reggae, hip-hop, heavy metal, rap, tantos ritmos... às vezes não é fácil entender do que se trata. Mesmo que tudo pareça estranho e diferente, tente entender. Pergunte, peça que contem as histórias de suas bandas preferidas. Ouça a música com eles! Semeie sua compreensão, seu amor e seu tempo, isso lhes dará segurança nessa etapa de crise.

O corpo

Além das mudanças corporais, sofrem pela idealização do corpo perfeito, determinado pela imagem de sucesso vendida na mídia. Têm conflitos para comprar roupa, não encontram o tamanho certo para a nova silhueta.

Há muitas exigências, principalmente para as meninas. Elas podem tentar se parecer com as modelos da televisão ou das revistas de moda. A cultura também as obriga a seguir modas e costumes que as mães nem sempre conhecem bem.

Tudo ao mesmo tempo agora!

Os adolescentes vivem no mundo do agora, tudo é muito rápido: instantâneo, fácil e estimulante. Não podem esperar nem projetar o futuro, vivem ansiosos, têm pressa, não têm paciência. Não a esperam, vão andando na frente. Ficam em *chats* e trocam mensagens de texto com tal velocidade que nem vemos seus dedos quando digitam. (Talvez ao ler as primeiras mensagens que recebeu do seu filho –"*mae, to em ksa amigo, bjs*"–, você tenha pensado que ele passava por uma etapa de regressão. Não, ele só queria avisar onde estava!)

E você, que ainda está aprendendo e mal distingue as letras na tela do celular, se pergunta como fazem para se entenderem.

Assim como vivem rapidamente, não pensam no passado nem no futuro: tudo é agora.

Para compreendê-los, é imprescindível que recordemos nossa própria adolescência. Algumas de nós tivemos a bênção de termos pais comunicativos, com quem podíamos conversar; outras talvez não. Hoje, no entanto, temos a oportunidade de fazer isso com eles.

Adolescentes têm problemas, embora nós, adultos, acreditemos que não. Enfrentam situações difíceis, próprias dos tempos em que vivem.

Mesmo que seu filho não queira compartilhar seus conflitos, o diálogo é um bom começo para ajudá-lo. Crie uma atmosfera de confiança entre vocês para que ele possa se sentir à vontade.

Contar histórias da sua vida quando você tinha a idade dele pode ser uma estratégia para começar uma conversa. Como resolveu, por exemplo, situações parecidas às que ele está atravessando; e se não as resolveu, fale sobre seus erros nessa mesma circunstância.

O sistema mundo

Existe um esquema de pensamento generalizado entre os jovens, que poderíamos chamar de *sistema mundo*. Ele tenta capturar nossos filhos e quer que sejam viciados nessa maneira de pensar. Para isso, bombardeia-os permanentemente por meio da mídia e procura escravizá-los.

Desvaloriza os pais, diz que fumar é legal, que se embebedando ou se drogando pertencem ao sistema, que o corpo é a coisa mais importante.

Para entendermos esses garotos que consomem, bebem e são escravizados por esse comportamento, para guiá-los e acompanhá-los, precisamos identificar seus pensamentos e explicar-lhes a realidade. Assim eles poderão, por si mesmos, compreender que estão comprando uma mentira.

> **O sistema mundo quer que continuem sendo adolescentes, porque quanto mais durar a adolescência, mais vão consumir.**

É fundamental ajudá-los a descobrir que esse sistema, que supostamente os valoriza e lhes dá um lugar, não joga no mesmo time deles.

Vejamos algumas mentiras que o sistema mundo diz aos adolescentes:

"Consumir é a maneira de conquistar a felicidade"

Até pouco tempo, a adolescência ia dos 13 aos 17 anos. Agora, parece durar dos 9 aos... 30.

O sistema mundo quer homens e mulheres que se comportem como adolescentes, porque quanto mais durar a adolescência, mais consumirão: cigarros, moda, dança, música e tudo que puder ser vendido a eles.

Promete felicidade, diz que devem se rebelar, porque assim se afirmarão. Nada mais errado.

Como mãe, você pode mudar esse esquema que trata seus filhos como tolos, fracos. Valorize-os, acompanhe-os; você tem tudo dentro de si para tirar o que eles têm de melhor, mesmo com toda essa avalanche de pensamentos negativos que incorporam diariamente.

"Seu tempo é hoje, o amanhã não existe"

O sistema diz aos nossos filhos que o importante é o que vivem agora. Para que deveriam planejar ou se preocupar?

Assim, formam-se jovens que não se interessam por estudar nem trabalhar para construir um futuro melhor.

"Os valores pertencem ao passado"

O sistema mundo ensina-os a não respeitar os princípios, como se os verdadeiros valores fossem alheios a eles. Acham que, enquanto não fizerem mal a ninguém, os outros não têm por que se intrometer em suas vidas.

"Seus pais estão contra você"

Faz com que acreditem que os pais nunca têm tempo para eles e que só poderão ser felizes quando se libertarem da autoridade paterna.

Podemos fazer alguma coisa? Sim!

Precisamos tirar nossos filhos desse sistema, dessa maneira de pensar em que mergulham dia a dia, e trocá-la por valores espirituais. Se incorporarem bons valores, ninguém lhes poderá dizer o que são e o que devem ou não fazer.

Ensine princípios que os façam ver que valem pelo que são, não pelo que têm. Eles precisam saber que não são obrigados a fazer nada para serem aceitos em um grupo, nem para agradar ou conquistar o amor de ninguém. Devem saber que, aconteça o que acontecer, sempre serão seus filhos e você vai sempre amá-los. Nada nem ninguém poderá mudar isso.

Jesus ensinava seus discípulos com parábolas e, uma vez, contou a história de um filho que pode representar alguns dos nossos.

> *Um homem tinha dois filhos. Um dia, o mais jovem disse: "Dai-me agora a parte de tua propriedade que me caberá como herança". E o pai lhe deu. Dias depois, o filho vendeu a*

propriedade, foi embora com o dinheiro e o gastou em jogos, diversão e mulheres. Chegou o momento em que nada lhe restou, e começou a passar fome. Arranjou um trabalho, cuidando de porcos, e percebeu que os animais comiam melhor que ele. Ao ver a situação em que estava, pensou: "Aqueles que trabalham com meu pai vivem melhor que eu, e eu estou aqui, morrendo de fome. Voltarei a minha casa e, assim que chegar, direi a meu pai que me comportei mal, que não mereço ser seu filho pelo que fiz; pedirei que me dê um emprego e que me trate como qualquer um de seus empregados".

Então, ele regressou à casa do pai. Estava longe ainda quando o pai o viu e correu rapidamente até ele, recebeu-o com abraços e o beijou.

O filho disse: "Pai, eu não mereço ser seu filho!" Mas antes que terminasse de falar, o pai chamou os empregados e disse: "Tragam a melhor roupa e vistam-no, ponham nele um anel e sapatos. Faremos uma grande festa porque meu filho voltou; estava perdido, mas o encontramos". E começou a festa.

Às vezes, você sente que vive algo parecido. Vê que seu filho sai, volta tarde e desperdiça a vida em coisas pouco proveitosas. Porém, como mãe, você o espera sempre com a mesa posta, com o anel, como o pai da parábola. O anel representa a aliança, essa que não se quebrou entre você e ele, a única que dará segurança e confiança. Por que acha que o filho pródigo, que gastou tudo o que tinha, pensou em voltar para casa, e não em ir para algum outro lugar? Porque interiormente sabia que ali encontraria amor, porque os laços não se rompem, porque lembrou que, quando era criança e chorava, seus pais corriam para consolá-lo.

Aquilo que você semear em seus filhos desde pequenos ficará impregnado não só na memória, mas também na mente, na alma e em todo o corpo deles.

Quando tudo parecer difícil, sempre existirá uma saída para uma mãe que sabe dar amor, ouvir e respeitar o filho.

VIII

Limites que curam, limites que adoecem

1. Os limites que constroem

Quando ouvimos a palavra *limites* em relação a nossos filhos, somos invadidas por diferentes sentimentos.

Limite significa "fim, grau máximo, topo". Por exemplo, quando você diz a seus filhos: *"Cheguei ao limite da minha paciência!"*, isso significa que não vai mais tolerar determinada atitude ou situação.

Um dos grandes problemas do nosso tempo é a dificuldades dos adultos de impor limites aos filhos. Todas as mães (também os pais) sentem a necessidade de impor limites, mas têm dificuldade em dizer *"Chega!"* quando as circunstâncias exigem.

O filósofo argentino Jaime Barylko afirmou que o século XX foi uma época de permissividade porque os pais haviam experimentado tal excesso de autoridade em sua educação que acreditaram que o melhor para os filhos seria contar com uma completa liberdade, em que tudo fosse permitido.

No entanto, sabemos que os limites ajudam a formar a identidade do indivíduo. Como estabelecê-los será nossa tarefa e refletirá no crescimento dos filhos. Não devemos ter medo de impor limites, pois ensinam que, no caminho da vida, muitas vezes temos de enfrentar o "não". Isso não deve ser motivo para que eles vivam ressentidos.

Colocar limites bem estabelecidos, no momento certo, vai fortalecê-los para conseguirem chegar com sucesso à próxima etapa. Diante do "não", aprenderão ainda mais e serão mais tolerantes diante das frustrações. Essa tolerância influirá diretamente em seu caráter, na personalidade e na capacidade que terão para corrigir os erros e enfrentar as perdas.

Quem não tiver limites desde pequeno será um mimado aos 15, aos 30 ou aos 60 anos.

O respeito

Respeito é uma palavra difícil de ouvir e de entender para nossos adolescentes. Respeitar alguém é tratá-lo de acordo com sua dignidade; como mãe, você é digna de que seus filhos a respeitem, mas só você pode ensiná-los a fazer isso.

> **O tipo de relação que deve existir entre pais e filhos é diferente da que existe entre colegas ou amigos.**

Insultos, deboches, gritos, batidas de porta, grosserias e abuso emocional são uma falta de respeito, tanto da parte dos filhos como da dos pais.

Os adolescentes acreditam que o tratamento comum entre eles pode ser usado também na relação com os adultos. Muitas vezes não entendem que a relação entre pais e filhos, ou entre professores e alunos, é diferente da que existe entre colegas ou amigos.

Mas devemos esquecer que ensinar o respeito não significa ser autoritário nem se impor, dominá-los ou controlar seus desejos, e sim guiá-los e orientá-los para que sejam capazes de alcançar o bem-estar pessoal e familiar.

De acordo com diferentes autores, estamos diante de uma geração de pais obedientes e filhos tiranos. Esta nova geração quer ser guiada, mas não monitorada.

Os jovens precisam que o adulto imponha limite, mas se incomodam quando lhes dizemos o que têm de fazer, e muito mais quando lhes damos ordens. São desobedientes sem saber por quê. Se perguntássemos: *"Por que você não quer fazer o que eu digo?"*, responderiam *"Porque não"*.

Do mesmo jeito que não gostam de controle, muitos adotam a lei do mínimo esforço. Isso acontece porque, nessa etapa, procuram o prazer, o conforto. Se for rápido, muito melhor. Porém, na hora de fazer uma tarefa, demoram todo o tempo do mundo e um pouco mais.

Os avanços tecnológicos também contribuem para que os jovens evitem se esforçar. O acesso imediato a toneladas de informação os leva a acreditar que não é preciso estudar nem pesquisar, porque têm tudo ao alcance da mão.

Internet, videogames etc. criam um espaço íntimo que os isola e os leva ao individualismo: fecham-se em seus quartos, onde ficam sozinhos e ninguém os vê, criam suas próprias regras e se negam a receber ordens.

Nesse contexto, quem se torna obediente são os pais. O que faz com que uma mãe obedeça aos caprichos dos filhos e não consiga impor limites? Provavelmente seu passado e sua educação têm muita influência nisso. A falta de autoridade repercute nas emoções e na personalidade dos filhos.

Voltando um pouco no tempo, podemos nos lembrar de como nossos pais impunham regras que tinham de ser respeitadas. Bastava um olhar para entendermos o que esperavam de nós.

Muitos de nós vivemos situações econômicas difíceis e não tínhamos tudo o que desejávamos. Eram outros tempos. Quando queríamos alguma coisa, tínhamos de esperar. Nossos pais lutavam para nos dar o que queríamos. Não pedíamos, nem sequer sabíamos de marcas, como hoje; vestíamos e nos contentávamos com o que eles podiam comprar.

Nossa geração foi obediente, e nos tornamos pais obedientes, pois satisfazemos todos os caprichos dos filhos.

As exigências

Como pais, valorizamos a formação acadêmica e queremos que nossos filhos se destaquem. De manhã, o colégio; à tarde, idiomas, arte, esportes... Isso não é errado. O problema ocorre quando as exigências são tão fortes e constantes que, em determinadas circunstâncias, podem levá-los a situações-limite (drogas, depressão e, em casos extremos, suicídio), pois não se sentem capazes para o que lhes exigem.

A mudança tem de ser mútua

Que atitudes você tem com seus filhos? O que se propõe a demonstrar a cada dia?

Se espera que mudem, eles vão esperar o mesmo de você. Se você gritar ou faltar com o respeito, desmerecendo-os e subestimando-os, em particular ou em público, não espere que melhorem.

Se seu desejo é conseguir mudanças de atitude, precisará se transformar primeiro e viver como quer que eles vivam. Fortaleça a autoestima deles, ajude-os naquilo que tiverem dificuldade. Esse filho rebelde que sempre grita e ignora o que você diz talvez abrigue em seu coração uma dor não curada que o frustra e que ele não sabe como resolver. Você pode mudar esse sentimento.

É preciso assumirmos a responsabilidade de orientar nossos filhos, porque, se nós não fizermos isso, outros farão, e talvez não seja o melhor para eles.

Pense em seus filhos como se fossem sua herança. Se você descobrisse que herdou um milhão de dólares, o que faria com esse dinheiro? Com certeza cuidaria dele e pensaria no melhor investimento. Seus filhos valem muito mais, não valem?

O poeta Khalil Gibran dizia: "*Vós sois os arcos dos quais vossos filhos são arremessados como flechas vivas*". Mesmo que sinta que não a entendem, que não a valorizam nem percebem o que você faz por eles, em pouco tempo começarão a respeitá-la, porque você deixará de ser a mãe obediente e aprenderá a exercer sua autoridade; não com gritos, e sim com palavras assertivas que indiquem o caminho que devem seguir, para o bem-estar de todos.

2. Limites que adoecem

Tal como existem limites que curam e constroem, há outros que prejudicam nossos filhos emocionalmente e podem nos transformar em mães emocionalmente abusivas.

As mães abusivas usam seus filhos para atender às próprias necessidades afetivas insatisfeitas, esses espaços que deveriam ter sido preenchidos na infância e na adolescência por outros entes queridos.

Se essas mães não foram amadas, protegidas, valorizadas, aceitas e respeitadas, podem usar a criança e depois o adolescente para preencher a lacuna.

O filho dessa mulher carente sentirá o peso de sua carga e tentará preenchê-la de todas as maneiras. Talvez se sinta incapaz de enfrentar certas situações, porque a mensagem que recebeu é que, se não fizer o que é certo, sua mãe não o amará, o rejeitará ou o abandonará.

Analise estas situações e, com honestidade, pergunte a si mesma se nunca caiu em alguma delas:

- Utilizar ameaças como *"Se não fizer isso, não gosto mais de você"*.
- Usar a força: bofetadas, puxões de orelha etc.
- Pôr a culpa nos filhos por tudo o que acontece.
- Responder quando perguntam alguma coisa a seu filho.
- Dominar as conversas.
- Não pedir desculpas depois de um erro.
- Rejeitar os amigos dele.

- Usar castigos e recompensas para manipulá-lo e controlá-lo.
- Invadir a privacidade dele.
- Criticá-lo com frequência.

Uma mulher que se comporta assim com os filhos certamente viveu algo parecido. Talvez sua própria mãe tenha dito coisas horríveis ou tenha tido sempre a última palavra. Ela provavelmente nunca estava satisfeita com seu resultado... "*Podia ter feito melhor!*" "*Como gostaria que você fosse como tal pessoa!*" "*Não quero ouvir suas desculpas.*" "*Você não vai sair vestida assim, vai?*"

As atitudes abusivas inconscientes podem ser um hábito adquirido na infância. São estratégias usadas para conseguirmos algo de alguém. Por meio de palavras ou de um simples gesto, exigimos que outra pessoa faça ou deixe de fazer alguma coisa. Essa vulnerabilidade prejudica a autoestima do outro, desvaloriza-o e, com o tempo, o afetará como adulto.

Nós, mães, podemos nos sentir frustradas e incomodadas com nossos filhos; é normal. Podemos dizer palavras e depois nos arrependermos; o que também é normal. Porém, precisamos fazer algo a respeito quando essas reações se transformam em hábitos em nossa relação com eles.

3. Como escapar das condutas abusivas

Para começar, temos de entender e procurar a razão desse comportamento. Quando encontrarmos a causa, aí sim, poderemos tratá-lo.

Talvez você tenha sido vítima de algum abuso emocional na infância ou na adolescência, e essa circunstância trouxe desamparo e sofrimento. Mas ainda que tenha passado por essas situações, você pode modificar o modo como se vê e vê os seus filhos. Um problema, uma crise ou uma ferida não podem condicionar nem limitar a relação com a sua família. Nada nem ninguém tem autoridade para destruí-la emocionalmente.

Você foi criada para viver grandes alegrias. Comece a caminhar rumo a tudo de bom que a espera. Evite falar sarcasticamente, não ataque seus filhos com suas palavras. Afaste esse clima de discussão, de crise e ponha-se no lugar do outro. E espere até se sentir melhor. Quando achar que já pode falar com eles sem gritar nem ofender, então fale. Não traga à memória fatos do passado, não é saudável para ninguém. E mais: procure usar o humor para sair dessas discussões; o riso é um bom tempero; uma brincadeira descontrai e relaxa a conversa.

> **Você foi criada para viver grandes alegrias. Caminhe rumo a tudo de bom que a espera. Ponha-se no lugar do outro.**

Resumindo: os limites são saudáveis e devemos usá-los. Os jovens desta geração são leais, abertos, dizem o que pensam e o que sentem, mas também precisam de responsabilidade e de um sistema de valores para levarem para a vida adulta.

Muitas vezes, nós, pais, não encontramos o equilíbrio entre a permissividade e a autoridade. Não se dê por vencida! Seus filhos precisam de referências, e você é uma das mais importantes.

Lembre que para trocar uma relação difícil por outra mais prazerosa só é preciso uma decisão. Não fazer isso significa que outros decidirão por você. Prepare-se para as mudanças; você tem dentro de si a capacidade para isso. Gere a confiança para que eles possam se aproximar de você, e tranquilos, pois encontrarão uma mãe disposta a ouvi-los e também a corrigi-los, com amor. Não se esqueça de que o verdadeiro amor deixa todo o medo do lado de fora.

IX

De que falamos quando falamos de amor?

1. Hormônios ou amor?

Quando éramos adolescentes morríamos de amor por algum professor ou ator de televisão e, a partir desse amor, construíamos um mundo, chorávamos e sofríamos...

Vivíamos apaixonadas, eternamente apaixonadas, crescíamos, nosso corpo mudava, os hormônios enlouqueciam e as emoções mudavam de um momento para o outro.

Não havia internet, nem mensagens de texto. O que sabíamos do sexo era o que víamos nas novelas, e não se falava do assunto como podemos falar agora com os filhos, com toda liberdade.

Porém, falar de sexo pode continuar sendo um tabu para muitos pais. Talvez seja mais fácil com sua filha, mas não se imagina falando do assunto com o filho... Como começar a tão esperada conversa?

Na realidade, não é difícil só para nós; é também para os filhos.

Eles, como aconteceu com você, sentem curiosidade sobre o amor, a intimidade, a própria sexualidade e a do outro sexo, mas não sabem exatamente como tocar no assunto.

A idade não importa, nossos filhos precisam do direcionamento dos pais. E não só de informação, mas também de conversas e conselhos que os ajudem a tomar decisões e tirar dúvidas que surgem da curiosidade, do que compartilham com colegas ou a partir dos estímulos que recebem diariamente dos meios de comunicação.

Embora você ache que não terá coragem, vale a pena tentar. É preciso superar o medo. Com certeza, você não quer que seus filhos tenham as mesmas dúvidas que a preocupavam. Precisa começar a falar com eles.

Hoje em dia, nossos filhos não só carregam suas dúvidas, como também as consequências da falta de informação: gravidez indesejada, contágio de doenças sexualmente transmissíveis, Aids, abortos, abusos, manipulações etc.

Se para os adolescentes é difícil perguntar aos pais sobre sexualidade, sexo seguro, o amor e as formas de tratar o parceiro, é muito importante que nós tomemos a iniciativa.

Diante da falta de informação, eles buscarão respostas de outras fontes que não serão as melhores: revistas, filmes, amigos, internet.

2. Nossos medos e as vergonhas deles

É natural termos medos, dúvidas e não sabermos por onde começar, mas, apesar disso, precisamos enfrentar a situação para ajudarmos nossos filhos a vencer seus medos.

Quando são pequenos, têm medo do escuro, de bichos, de trovões, de gritos, do desconhecido, mas, à medida que crescem, os medos mudam, e se essas inseguranças não forem solucionadas ou faladas desde a infância, aumentarão.

Os medos podem ser positivos quando nos mostram o perigo e nos avisam que algo não está funcionando direito. Mas os medos negativos paralisam e não nos permitem falar livremente.

Se seus filhos veem em você uma mulher valente, eles a terão como um modelo de confiança, amor e segurança.

Cada vez que conseguirmos olhar o medo de frente, aumentaremos a autoestima, a segurança, a confiança. A vida, os desafios e os riscos serão muito mais emocionantes. Se sairmos da zona de conforto, onde se esconder é muito mais fácil que assumir o que acontece conosco e com nossos filhos, conseguiremos resultados nunca alcançados.

O medo que nos paralisa não vem de fora, mas das inseguranças internas não resolvidas. E é justamente por surgir dentro de nós que podemos derrubá-lo.

Comece cortando o medo em partes, caso não saiba o que dizer ou como chegar até seus filhos. Comece com pequenas coisas; aproxime-se deles aos poucos.

Quando tiver de enfrentar determinadas perguntas, relativas ou não à sexualidade, nada melhor que responder com a verdade e as palavras certas.

Você sabe quais são os momentos em que poderá falar. Se tentar estabelecer uma conversa de confiança com seus filhos, não será adequado fazer isso quando estiverem com amigos, fazendo alguma atividade, ou em seu mundo particular. Existem momentos especiais, oportunos, para quebrarmos o medo.

Os pais que melhor participam no desenvolvimento emocional dos filhos são aqueles que agem com decisão em situações difíceis. Converse com eles sobre seus medos e sobre como superou cada um deles. Eles a verão como um ser humano, não como a mãe perfeita que nunca erra nem teme o fracasso, mas como a que aprende com o erro e que sabe vencer seus medos.

Assim, poderá falar de qualquer assunto com eles, a sexualidade não será exceção.

Não falar a tempo causa muitas dificuldades de relacionamento. Por medo dos pais, as filhas não contam que estão grávidas. Por medo ou por vergonha da sociedade, os filhos não confessam os vícios.

Para que possam vencer a vergonha, é essencial reconhecer a diferença entre as regras deles e as nossas, e dar-lhes espaço para falar sobre o que quiserem.

É importante saber o que os faz sentir seguros e reconhecer seus acertos e suas palavras.

3. À medida que crescem

Para tratar de sexualidade com os filhos, devemos falar abertamente, sem vergonha nem medo. A linguagem deve ser adequada à idade deles. Se usam determinadas palavras coloquiais para identificar as partes íntimas do corpo, poderão ensinar-lhes outros termos mais adequados (com frequência designamos com nomes engraçados ou supostamente meigos a vagina ou o pênis, e isso não os ajuda a identificar as coisas como realmente são).

Se seu filho perguntar algo que você não sabe, não invente uma resposta; prometa-lhe pesquisar e conversar com ele depois. Assim, conseguiremos dar fim àquela etapa de repressão sexual, de culpa, de angústia, de medo, que muitos de nós tivemos desde a infância.

Devemos evitar alguns hábitos que não são saudáveis para os filhos. Por exemplo, dormirem em nossa cama para se sentirem mais seguros. Talvez já tenha acontecido de um filho ir para sua cama, de madrugada, e depois você ter ficado com preguiça de se levantar para levá-lo de volta. Mas é melhor fazer isso: eles não reconhecem a excitação, mas a sentem, e por isso não é recomendável que durmam junto com você e seu parceiro. Dessa forma, respeitará a própria intimidade e a de vocês dois.

Também não é conveniente que entrem no banheiro conosco, nem dar banho quando já puderem fazer isso sozinhos. Com total naturalidade aprenderão que o banheiro é um lugar íntimo e que tomar banho é um ato de extrema privacidade. Portanto, quando estivermos no banheiro eles não devem entrar, nem nós devemos fazê-lo quando eles estiverem, a menos que sejam pequenos e precisem de ajuda.

O mesmo acontece com o quarto: devemos bater na porta, e, se estiver fechada, esperar para entrar. Com isso estaremos estabelecendo limites: ninguém, nem mesmo os pais, pode violar a privacidade deles.

Da mesma maneira, ensinamos que há partes do corpo que não devem mostrar a ninguém e que ninguém tem direito de tocá-las: nem seus pais, nem nenhum outro adulto (a não ser que exista alguma razão de saúde que o justifique). Absolutamente ninguém. Ao deixarmos isso bem claro, eles saberão dizer "NÃO" quando alguém tentar abusar de sua sexualidade.

Não precisamos dar mais informação do que pedem. Uma criança de 5 anos se conforma com uma resposta simples. Por exemplo: quando quer saber sobre o nascimento, em geral dizemos que é o resultado de uma sementinha que o papai coloca no corpo da mamãe, e que depois cresce até se transformar num bebê.

Uma criança de 8 anos vai querer saber um pouco mais; então, teremos de explicar de onde vem a semente (do espermatozoide) e como se une ao óvulo até chegar ao útero, onde ficará por nove meses.

Quanto maiores forem, mais vão querer saber. Aos 11, criando um ambiente de confiança e sinceridade, poderemos falar sobre como um homem e uma mulher se apaixonam e decidem manter relações sexuais.

Vencer nosso próprio medo e a vergonha deles os ajudará a tomar decisões responsáveis.

Os adolescentes precisam de ajuda para lidar com suas emoções, sua identidade sexual e seu comportamento em relação aos outros.

Têm dúvidas sobre a masturbação, a menstruação e os métodos contraceptivos, ao mesmo tempo em que lutam com os valores familiares, religiosos ou culturais em relação ao sexo. Por isso, é importante que se sintam orientados por nós para tirarem suas dúvidas.

Converse com eles em um ambiente calmo, sem criticá-los pelo que pensam, com palavras que ambos entendam, sem deboche, mas com humor. Fale sobre as diferenças entre sexo e amor, a intimidade e o respeito por eles mesmos e pelos outros.

Falar sobre isso contribuirá para que não se apressem em ter relações sexuais antes de estarem preparados.

É curioso que hoje, quando há mais liberdade que antes, os filhos e os pais não falem de sexo. Você pode fazer a diferença. Vença os obstáculos que a impedem de chegar até eles.

E, acima de tudo, ensine que o órgão sexual mais importante é o coração.

X

Famílias rearranjadas

1. Os meus, os seus e os nossos

Este é um tema muito comum. Ficou para trás o modelo familiar no qual os casamentos duravam a vida toda. Já há bastante tempo existem outros tipos de famílias que não são constituídas de forma tradicional: as rearranjadas e as monoparentais.

As primeiras são as que se formam pela união de pessoas com experiências de casamentos anteriores e nas quais seus membros precisam aprender a conviver com novos integrantes e novos costumes.

As segundas são aquelas nas quais um progenitor (mãe ou pai) convive com seus filhos menores e, sozinho, é responsável por eles.

Em geral, essas últimas são diferentes entre si: pode ser uma mãe adolescente e seu bebê, que moram com os avós; uma mãe separada que mora com seus filhos menores e trabalha para alimentá-los; uma mulher profissional liberal que adota um filho, ou as mães solteiras, que enfrentam a criação dos filhos sem a ajuda do progenitor.

Um filme americano, *Os seus, os meus e os nossos*, descreve muito bem o primeiro grupo de famílias. Os filhos de um dos protagonistas não se pareciam em nada com os do outro e a convivência era muito difícil.

Uma jovem que pertence a uma família com essas características comenta:

> *Em casa somos muitos! Minha família é uma mistura grande, mas eu sinto que cada um tem seu lugar. Com cada um dos meus irmãos eu me relaciono de um jeito, mas sinto o mesmo carinho por todos eles. Com meu pai biológico, estamos nos conhecendo agora, e com o outro, o do coração, o marido da minha mãe, eu me dou muito bem porque sempre esteve a meu lado quando precisei. É uma situação muito estranha, porque quando fazemos aniversário, todos se reúnem.*

Nesse tipo de família reina a diversidade. O casal que se une sabe que se ama, mas... será igual com os filhos que cada um levar para o lar? Se não é fácil estabelecer vínculos e relações interpessoais saudáveis com os próprios filhos, e, em muitas ocasiões, sentimo-nos desorientadas, imagine o que significa juntar *os meus e os seus* e vivermos todos debaixo do mesmo teto...

Com certeza haverá brigas, atritos, discussões e ciúme entre eles, e teremos de enfrentar e superar cada situação. Cada filho vem de um lar diferente, com criações, hábitos e costumes diferentes; na nova convivência, talvez não consigam se expressar tão livremente como antes.

Será preciso ceder, adaptar-se e ponderar. Os pais precisarão compreender a angústia que a separação causou e/ou a falta de um dos pais.

Família e lar já não representam a mesma coisa, por isso, quem estuda esse tipo de estrutura afirma que já não são uma instituição, e sim uma construção social.

2. O ciúme

Se você formou uma nova família, pode sentir que seu parceiro dedica tempo demais a outras coisas e não a você, ou observa que o tratamento que ele dispensa aos próprios filhos não é o mesmo que tem com os seus. Começa a ver nele coisas que antes não notava.

Em maior ou menor grau, todos sentimos ciúme, mas quando ele nos domina, devemos prestar atenção ao que está acontecendo conosco.

O ciúme causa insegurança e medo de perder o que temos. Os problemas gerados pela união entre os meus e os seus muitas vezes nos fazem sentir que a relação não é tão firme quanto pensávamos.

A pessoa ciumenta, homem ou mulher, tende a confundir o amor com a posse. Em especial, a mulher ciumenta considera o marido sua propriedade, como se tivesse domínio sobre ele em tudo que faz, sente e pensa. "*É meu.*"

Sem que percebamos, o ciúme também pode sufocar os filhos. Porém, essa atitude, como tantas outras que machucam e prejudicam os vínculos interpessoais, pode ser solucionada.

Quando você procura o que é ruim, o que é bom se afasta, seja em seu relacionamento afetivo, seja com seus filhos ou nas instituições. A bênção e o bem-estar se distanciam. Somos aquilo que atraímos.

Se o que procura é o amor, não o encontrará com ciúme; se o que busca é atenção, não conseguirá gritando. O ciúme faz de você uma pessoa ingrata. Muitas mulheres não conseguem agradecer pelo que têm porque suspeitam constantemente de infidelidade. Não desfrutam, não vivem nem deixam viver.

Quando sentimos ciúme, acabamos destruindo o outro e suas emoções. O ciúme sempre gera perdas, nunca acrescenta.

As pessoas são livres. Seus filhos, seu companheiro, seus amigos: ame-os, não queira possuí-los.

3. Acima de tudo, ame

Fazer parte de uma família rearranjada significa estar dentro de uma rede na qual devemos aprender a nos adaptar e a encontrar solução para os diversos conflitos que surgirem. Assim seremos uma família. Seu papel de mãe (mesmo de quem não é seu filho biológico) exige que seja capaz de avaliar as dificuldades.

As exigências, o trabalho, os filhos, as pressões e os compromissos nos asfixiam e nos vencem. Deixamos de perceber que a vida está cheia de bons momentos e que estamos preparadas para as crises.

Você deve olhar para frente e se projetar para essa nova família que está formando. Pode se perguntar se gosta da imagem que vê no espelho toda manhã, se você é a mulher que quer ser, a mãe que deseja ser.

Dar carinho para receber carinho

A cada dia aprendemos mais sobre nós mesmas e sobre nosso papel maternal. Ainda que não surja de maneira espontânea, podemos aprender a dar carinho.

No século XIX dizia-se que "as crianças não deviam ser acariciadas porque ficariam mal-acostumadas". Atualmente, está comprovado que um bebê pode morrer por falta de contato físico, mesmo que seja cuidado e receba alimento.

Essa necessidade se torna menos evidente com o passar do tempo, mas não desaparece e vale tanto para as crianças quanto para as mães. Não só elas precisam receber carícias, nós também.

As carícias são agradáveis, alimentam-nos, afastam nossos medos, abrem a porta para novos sentimentos e novas oportunidades de nos relacionarmos e fortalecem nossa autoestima.

Fazer carinho, segurar a mão, enlaçar o outro com seu braço pode valer mais que milhões de palavras. Fomos feitos para ser abraçados e abraçar.

Não acha que seria bom, neste momento, abraçar seus filhos, tenham eles a idade que tiverem?

Se não estiverem com você, pode ligar para eles e dizer como são importantes em sua vida. Não guarde nada dentro de si: fale, ame, expresse. Eles retribuirão esse amor e darão mais, muito mais...

Reflexão final

Todas as mães querem que os filhos sejam felizes, que não se preocupem com nada e que possam aproveitar a vida. Sonhamos para eles uma existência de alegria, sem problemas.

O segredo é que, se realmente desejarmos que sejam felizes, precisamos aprender a ser felizes também.

Nossos filhos nos observam e estão atentos a nossas reações e atitudes. Somente sendo feliz você será livre para que seus filhos absorvam essa felicidade e incorporem uma nova determinação: sua própria responsabilidade de ser feliz.

Como mãe, você pode aprender tanto com seus erros como com seus acertos, para quando seus filhos perguntarem: "*Mãe, você é feliz?*", você possa responder que sim.

Se perguntarem: "*Qual a fórmula para ser feliz?*", dê a sua resposta sobre como alcançou a felicidade. Se nunca a houver experimentado, eles não terão ferramentas para encontrá-la.

Temos apenas uma vida, e a felicidade é um hábito. Para sermos felizes não precisamos ter tudo o que julgamos indispensável. Temos de aprender que nossos filhos nos amam como somos, porque somos a mãe deles.

Curta-os a cada manhã, a cada momento em que estão com você, ria e aproveite a vida com eles.

Seja feliz, e eles também serão.

Querida Mamãe:

Com certeza esta mensagem vai surpreender você (essa foi a ideia!)

Sabemos que toda mãe um dia pensou que os filhos são a razão do seu sofrimento, e que isso muitas vezes é verdade. Mas, depois de ler este livro, perceberá que não estamos aqui apenas para tirá-la do sério, e sim para crescermos com você e aprender o que ensinaremos amanhã aos nossos filhos.

Queremos que saiba que a amamos e que hoje e sempre você será, para nós, a melhor mãe e a mulher mais forte e linda do mundo.

Obrigada por nos ensinar com seu exemplo e por contribuir para o nosso crescimento. Obrigada também porque, de mãos dadas com você, vivemos as experiências mais bonitas que duas filhas como nós poderiam viver. NÓS AMAMOS VOCÊ!!

Suas filhas,
DÁMARIS E ESTEFANÍA

Índice

Introdução **5**

I: Filhos mais velhos, filhos do meio, filhos caçulas... cada um com seu manual **9**
1. Mãe: nascemos ou aprendemos a ser? 9
2. Quando os filhos chegam 11

II: Diga-me como você é e lhe direi que filhos tem **17**
1. Bendito estresse! 17
2. Defina-se como mãe 20

III: Viver para todos **33**
1. Eles? Eu? Ambos? 33
2. Preocupar-se ou ocupar-se? 38

IV: Crises familiares **41**
1. Meu filho está com problemas! O que faço? 41
2. De nós e para eles 43
3. Limites e amor 44
4. O perdão que aproxima 46

V: Identidade de mães **49**
1. As mães foram filhas primeiro 49
2. Uma imagem muito difícil de alcançar 50
3. Sentimentos de filhos 51
4. As mudanças 52

VI: Mães de ontem e de hoje **55**
1. "Mães eram as de ontem..." E as de hoje? 55
2. Você pode fazer a diferença 57
3. Antes x agora 58

VII: Socorro! Tenho um filho adolescente! **61**
1. Adeus infância, olá adolescência 61
2. E agora, o que faço com eles? 63

VIII: Limites que curam, limites que adoecem **69**
1. Os limites que constroem 69
2. Limites que adoecem 73
3. Como escapar das condutas abusivas 74

IX: De que falamos quando falamos de amor? **77**
1. Hormônios ou amor? 77
2. Nossos medos e as vergonhas deles 78
3. À medida que crescem 80

X: Famílias rearranjadas **83**
1. Os meus, os seus e os nossos 83
2. O ciúme 85
3. Acima de tudo, ame 86

Reflexão final **89**

Sua opinião é importante!

Mande um e-mail para **editoras@livropresente.com**
com o título deste livro no "Assunto".

www.livropresente.com